지속가능 다이어트

지속가능 다이어트
SUSTAINABLE DIET

백원기 지음

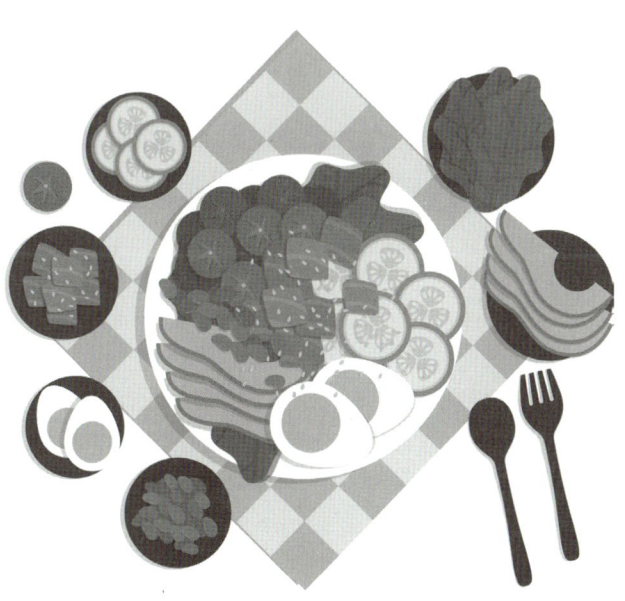

두드림미디어

프롤로그
왜 대부분의 다이어트는 실패할까?

비만인의 문제는 음식과 식사에 대한 자신만의 플랜, 원칙, 기준 등이 전혀 없다는 것입니다. 영양이나 건강이 아닌 '맛'이 음식 선택의 중요한 기준이 됩니다. 학교에서는 정작 중요한 것을 알려주지 않습니다. 우리가 건강을 위해서 어떤 음식을 먹어야 하는지, 어떻게 요리를 해야 하는지, 안정된 생활을 위해서 돈 관리를 어떻게 해야 하는지, 건강을 위해서 하루의 시간을 어떻게 보내고 운동을 어떻게 해야 하는지, 그리고 마음 관리를 어떻게 해야 하는지 등을 전혀 알려주지 않습니다.

공부보다 더 중요한 것을 학교에서 배우지 못하기 때문에 가정에서 부모님께도 배우지 못하면, 우리는 결국 '무계획'의 삶을 살게 됩니다. 우리는 대부분 플랜(계획)이 없고, 원칙이 없으며, 기준이 없는 생활을 하고 있습니다. 무계획의 식사는 결국 맛이나 본능을 따라가는 식사입니다. 영양이나 건강과 상관없이 맛이 음식 선택의 기준이 되면 건강은 점점 나빠집니다. 그 맛은 뇌가 중독된 맛일 가능성이 큽니다. 왜냐하면 강력하게 맛있는 모든 음식은 가공식, 공장식, 패스트푸드이고, 수많은 연구원이 엄청난 연봉을 받으며 연구에 연구를 거듭해 이 음식들에 대중을 중독시키기 위해서 모든 노력을 다하기 때문입니다.

중독되기 쉬운 어린 학생들은 공부가 우선이니 잠자는 시간, 음식, 운동, 마음 관리, 모두 공부 다음 순서로 밀리게 됩니다. 그래서 스트레스를 받으면 자극적인 맛의 음식이 더 끌리게 됩니다. 그로 인해 혀와 뇌는 중독이 되고 광고에 세뇌됩니다. 한국은 24시간 쉽게 배달 음식, 패스트푸드, 공장 음식, 가공 음식을 접할 수 있습니다. 대표적인 것이 치킨, 햄버거, 피자, 감자튀김, 콜라, 중국음식, 과자, 빵, 라면, 떡볶이, 족발 등입니다. 이런 음식들은 모두 맛이 강하고 중독성이 있습니다.

필자는 20대 후반까지는 키 179cm, 몸무게 67~71kg, 허리 27~28인치로, 마른 편이었습니다. 하지만 20대 후반부터 직장생활을 하면서 회식과 외식으로 서서히 가공 음식에 중독이 되면서 30대 중반부터 살이 급격히 찌기 시작했습니다. 결국 30대 중반에 지방간이 시작되었습니다. 2022년 1월에는 당뇨도 왔습니다. 혈압도 상당히 높았습니다. 2022년 병원에서는 당뇨에 주의할 음식이 인쇄된 종이를 주었습니다.

> 과일(딸기, 귤, 오렌지, 한라봉, 포도, 사과, 배, 참외, 수박) 등
> 간식(떡, 빵, 고구마, 감자, 호두, 땅콩, 케이크, 아이스크림, 커피) 등
> 흰밥은 잡곡밥이나 현미밥으로 대체,
> 술(소주, 막걸리, 맥주), 술안주, 꿀(유과, 조청) 등

문제는 병원이 제시한 내용에는 고기, 생선, 우유, 달걀, 유제품, 오일, 가공 식품, 공장 식품, 패스트푸드에 대한 경고가 없다는 것이었습니다. 탄수화물과 설탕에 관한 내용만 있을 뿐이었습니다.

병원에서 받은 처방전을 가지고 약국에 가니 한 달 치 약을 주었는데 하루 3번 먹는 약으로 그 양이 꽤 많았습니다. 앞으로 이 약을 평생 먹을 생각을 하니 마음이 답답했습니다. 약을 먹으니 혈당 수치는 정상이 나왔지만, 1년 넘게 많은 약을 먹다가 어느 날, 평생 약을 먹고 살 수는 없다고 생각했습니다. 그래서 운동과 식이요법을 결심하게 됩니다.

당뇨를 이기기 위해서 더운 여름에도 하루에 보통 2만 보를 걸었고, 많이 걸을 때는 3만 보를 걸었습니다. 1만 보 걷는 데 보통 1시간 30분이 걸리니 2만 보는 3시간, 3만 보는 5시간이 걸립니다. 오전에 주로 걸었고, 오전에 시간이 없어서 걸음 수가 부족하면 오후와 저녁에 틈틈이 시간이 날 때마다 걸었습니다. 그리고 식단도 건강식으로 바꿔 체중을

15kg 이상 감량했습니다. 몇 달을 약을 먹지 않고 있다가 병원에 방문해서 공복혈당과 혈압을 측정하니 정상으로 결과가 나왔습니다. 그러나 병원에서는 늘 주던 약을 그대로 계속 처방해주었습니다. 병원은 환자가 약을 먹는 것을 더 선호한다는 느낌이 들었습니다. 그래서 그날부터 약을 완전히 끊고 음식으로 당뇨와 혈압을 낮추고 비만에서도 탈출하기 위해 노력했습니다(당뇨 약은 조금씩 줄여야지, 일시에 끊는 것은 좋지 않습니다).

플랜, 원칙, 기준, 그리고 신념(주관)

우리 모두는 스스로가 건강해지고 날씬해질 나만의 계획이 있어야 합니다. 세상에는 두 가지 사람이 존재합니다. 식사와 생활에 대한 자신만의 플랜, 원칙, 기준 등이 있는 사람과 식사와 생활에 대한 자신만의 플랜, 원칙, 기준이 없는 사람입니다. 플랜이 없는 사람은 기분대로 입맛대로 혀가 좋아하는 음식에 끌리게 되고, 식사량도 욕심껏 많이 먹게 됩니다. 반면에 플랜이 있는 사람은 나쁜 음식은 피하거나 조금만 먹습니다. 먹는 것에 조심할 것은 조심하고, 절제할 것은 절제합니다.

결과적으로 기준과 절제력이 있는 사람은 늘 날씬하고 건강합니다. 플랜이 있는 사람은 좋은 습관과 긍정적인 신념이 있는 사람입니다. 반면에 플랜이 없는 사람은 비만하고 질병이 있습니다. 플랜이 없는 사람은 그때그때 기분에 따라서 과식을 하고 절제를 하지 않습니다. 스트레스에 약하고 마음이 쉽게 무너지기도 합니다. 음식으로 위안을 삼는 나쁜 습관도 있습니다. 결국 플랜이 없는 사람은 좋은 습관이 없고, 나쁜 습관이 많은 사람입니다. 이 책의 독자 모두가 이 책을 읽고 음식에 관한 나름의 '원칙과 계획(플랜)'을 가지기를 바랍니다. 그리고 하나씩 좋은 습관을 삶에서 늘려가기를 바랍니다. 원칙과 플랜을 갖기 위해서는 정보가 아니라 신념이 필요합니다. 정보는 이익단체에 의해서 조작될 가능성이 있기 때문입니다. 신념이 있는 사람은 흔들리지 않습니다. 신념은 앎이 아니라 깨달음을 통해 얻어집니다.

예를 들어서 A라는 제로 콜라를 즐겨 마시는 사람이 있습니다. 그는 다이어트를 위해서 제로 콜라를 마시고, 제로 콜라의 맛에 상당히 만족해하던 사람이었습니다. 제로 콜라에 사용이 되는 아스파탐(aspartame, APM)은 설탕 대신에 단맛을 내는 물질인데, 이 물질이 발암 물질이라는 뉴스가 어느 날 갑자기 '대서특필'되었다고 가정해보겠습니다. 그러면 A라는 사람은 일단 제로 콜라를 더 이상 마시지 않기를 결심할 것입니다. 그런데 며칠 후에 새로운 뉴스가 나와서 "아스파탐이 인체에 해로움을 미치려면 하루에 5ℓ의 제로 콜라를 마셔야 합니다. 그래서 하루 5ℓ 이하라면 제로 콜라를 마셔도 좋다"라는 대학 교수의 인터뷰 기사가 나옵니다. 이 교수의 주장은 그의 확고한 신념일 수도 있고, 콜라 회사의 로비로 인해 작성된 기사일 수도 있습니다. 이 경우, 당신이 A라면 어떻게 할 것인가요? A의 뇌에는 긍정 뉴스와 부정 뉴스가 한꺼번에 들어와서 +와 -가 되어 결국 0이 되었습니다. 이처럼 세상에는 수많은 정보가 있으며, 맞는 정보, 틀린 정보가 동시에 존재합니다. 그 이유는 무엇일까요? 세상에는 자신과 회사(조직)에 이익이 된다면, 양심을 조금 접어두는 사람이 있기 때문입니다.

예를 들어, 내가 포함된 조직이나 모임의 방향이 처음과 달리 옳지 않게 변하고 있을 때, 그곳에서 생기는 물질적 이익 때문에 양심을 덮고 잘못을 합리화시키며 옳지 않은 방향을 계속 추종하는 사람도 있고, 혹은 조용히 그곳을 빠져나오는 사람도 있을 것입니다. 반면, 비난을 각오하면서 양심적으로 비판하고 바른 방향을 주장하는 사람도 있습니다. 이때 필요한 것은 정보가 아니라 신념이고 가치관입니다. 신념과 확고한 가치관을 가지려면 어떻게 해야 할까요? 스스로 진리를 찾으려는 노력이 필요합니다. 바른 정보, 틀린 정보를 모두 읽고 스스로 분석해야 합니다. 그래야 신념이 생깁니다. 자신이 공부하고 찾아보고 이해해 확실하다고 믿어야 내 생각과 행동, 습관과 인격이 바뀌게 됩니다. 시험 삼아 인터넷에서 아스파탐에 대한 자료를 찾아 양쪽의 의견을 모두 듣고 독자 여러분 스스로 판단하기를 바랍니다. 자기가 직접 알아보고 생각하는 그 과정에서 믿음이 생기는 것입니다. 믿어야 행동이 바뀝니다. 안다고 행동이 바뀌지 않습니다. 사람은 믿음대로 행동합니다.

필자는 아스파탐에 대해 아직 안전성이 확인된 것이 아니고, 자연에서 온 물질도 아니라고 생각합니다. 인공화학 물질이기에 앞으로 유해성이 드러날 가능성이 큽니다. 창조주가 만든 물질도 아니고, 우리의 조상이 먹던 음식도 아닙니다. 그래서 아스파탐이 포함된 음식은 먹지 않을 것이고 추천하지도 않습니다. 단맛을 원하면 과일이나 천연 꿀, 설탕이라면 비정제 설탕인 마스코바도(원당) 정도는 좋습니다. 우리에게 필요한 음식은 자연에서 온 것입니다. 음식을 선택할 때의 기준은 자연입니다. 자연에서 온 것, 조금 더 자연에 가까운 것을 선택하는 것이 답입니다. 고기를 예로 든다면 자연에서 방목되어 풀을 먹고 자란 소의 고기가 가장 좋고, 좁은 케이지에서 사육된 소나 사료를 먹은 소의 고기는 나쁘며, 형체를 알 수 없도록 간 고기나 햄, 소시지 등의 첨가물이 많이 들어간 가공육은 가장 나쁩니다.

건강하고 날씬한 사람들은 생활과 음식을 절제합니다. 그들은 자신만의 계획과 원칙, 기준과 습관, 철칙 등이 있습니다. 물론 그들에게도 자신이 좋아하는 음식과 싫어하는 음식이 있습니다. 하지만 맛있어도 해롭기에 조금만 먹어야 할 음식과 맛은 좀 없지만, 꾸준히 먹어야 할 음식이 무엇인지를 알고 있습니다. 자기 몸에 맞는 음식과 맞지 않는 음식을 압니다. 자신이 먹어야 하는 음식량과 먹는 시간에 대한 기준이 있습니다. 과일, 채소, 콩, 통곡물, 뿌리채소, 해조류, 깨, 버섯 등의 많이 먹어도 되는 음식이 있다는 것을 알고 견과류, 땅콩 등 몸에는 좋지만 지방이 많아서 조금만 먹어야 하는 음식도 잘 알고 있습니다. 그리고 고기, 생선, 우유, 달걀, 유제품 등의 다이어트 기간 중에는 먹어서는 안 되고 다이어트 후에는 10% 이하로는 먹어도 되는 음식이나 흰 설탕, 정제 밀가루, 화학조미료, 흰쌀, 정제소금, 식용유, 튀김, 가공 식품, 공장 식품, 패스트푸드, 흰밥, 흰 빵, 흰 면, 흰떡 등의 어떤 경우에도 절대 피해야 할 음식에 대해서도 잘 알고 있습니다. 이런 정보가 나만의 확고한 확신과 믿음, 신념이 되어야 실제로 행동이 바뀌어 내 삶에 변화가 옵니다.

플랜이 있는 사람은 배가 부르면 음식을 남기거나 전날 너무 과식했다면, 다음 날 1~2끼 정도는 금식하기도 합니다. 전날 많이 먹은 음식을 다음 날 적게 먹고, 전날 채소를 적게 먹었다면 다음 날 채소를 더 먹기도 합니다. 플랜이 있는 사람은 자기 몸을 귀하게 여기고 아끼고 관리합니다. 자신의 몸을 깨끗하게 정화하기 위해 하루 정도는 물과 주스만 마시면서 금식할 수 있는 능력이 있습니다. 산책을 좋아하거나 좋아하는 운동이 있고, 하루에 최소 1시간은 운동을 합니다.

반면에 플랜이 없는 사람은 비만하고 질병이 있고 무절제합니다. 식탐이 있고 음식 욕심이 많습니다. 아무거나 먹고 많이 먹고 여러 가지를 섞어 먹습니다. 음식이 나오면 허겁지겁 빠르게 많이 먹은 후에 배가 터질 거 같다고 괴로움을 호소합니다. 음식을 남기지 않습니다. 반찬 욕심이 많아서 여러 번 리필을 부탁합니다. 여러 가지 음식을 다양하게 먹는 것을 좋아합니다. 함께 식사할 때는 여러 가지를 시켜서 섞어 먹습니다. 그래서 먹고 난 후에 피로하고 소화가 잘되지 않습니다. 음식이 남을 정도로 많이 시킵니다. 필자도 과거에 호텔 뷔페식당에서 여덟 접시를 먹은 적도 있습니다. 음식과 식생활에 대한 나만의 플랜을 만들어야 합니다. 그런데 계획과 원칙 및 기준은 혼자 혹은 가족과 식사할 때만 가능합니다. 그래서 남과 식사를 할 때는 플랜 B가 있어야 합니다.

플랜 A는 1군 음식이고 적극적으로 많이 먹어야 할 음식입니다. 바로 '과채통콩뿌해깨버'입니다. 과일, 채소, 통곡물(현미), 콩, 뿌리채소(마늘, 양파, 감자, 고구마), 해조(미역, 다시마, 김), 깨, 버섯 등은 집에 혼자 있을 때 충분히 먹어두는 것이 좋습니다. 회식이나 외식에서는 생채소와 생과일을 먹기 어렵기 때문에 집에서 충분히 먹는 것이 중요합니다. 1군 음식을 익히지 않고 먹으면, 비타민과 효소를 충분히 섭취할 수 있어서 영양의 밸런스를 맞추는 데 유리합니다.

플랜 B는 2군 음식입니다. 남과 식사를 할 때나 외식을 하게 될 때 대안으로 선택하는 차선의 음식 선택입니다. 먹어도 되지만 될 수 있으면 적게 먹는 것이 좋은 음식입니다. 음식을 내가 선택할 수 있는 주도권이 있다면 채소 김밥, 월남쌈, 샐러드, 보리밥, 쌈밥, 순두부, 청국장, 비지찌개, 된장찌개, 비빔밥(참기름, 고추장 소량), 팥죽, 우리 밀로 만든 수제비, 메밀국수, 샤부샤부, 콩국수, 통밀빵 등을 선택하면 됩니다.

반면에 내가 음식을 선택할 수 없을 때의 외식은 주로 소고기, 닭고기, 돼지고기, 생선, 달걀 등입니다. 고깃집에 가게 되어 고기가 메인이라면 될 수 있으면 양념이 된 고기보다는 생고기를 먹고, 채소 반찬과 쌈이나 채소 샐러드를 많이 먹도록 합니다. 밥, 빵, 면, 떡은 될 수 있으면 피하는 것이 좋습니다. 가장 쉬운 것은 흰밥을 아주 조금만 먹거나 먹지 않는 것입니다. 음식 선택이 가장 어려운 곳은 중식당입니다. 중식은 기름에 볶거나 튀긴 음식이 많기 때문입니다. 중식당에서는 짬뽕이나 우동을 시키는 것이 가장 좋습니다. 먼저 채소와 해산물을 먼저 먹고, 나중에 면을 조금 먹는 것으로 식사를 마칩니다. 천천히 씹어 먹고 국물은 남기는 것이 가장 좋은 차선책입니다. 다른 외식에서는 흰밥을 조금만 먹고 채소 반찬과 메인 요리를 주로 먹도록 합니다.

고기보다는 생선이 낫습니다. 생선 기름은 상온에서 액체이기 때문입니다. 참치 같은 큰 생선보다는 작은 생선(멸치)이 좋습니다. 큰 생선은 수은과 독소를 많이 포함하고 있기 때문입니다. 알칼리성 식품인 탄수화물(밥, 빵, 면, 떡)과 산성 식품인 동물성 식품(고기, 생선, 우유, 달걀, 유제품)은 섞어 먹지 않는 것이 좋습니다. 알칼리성 식품과 산성 식품을 함께 먹으면 소화가 잘되지 않아서 그렇습니다. 고기는 채소와 먹는 것이 좋습니다. 밥, 빵, 면, 떡도 채소와 먹는 것이 좋습니다, 흰밥보다는 현미콩밥이 좋고, 흰 빵보다는 통밀빵이 좋습니다. 흰 면보다는 메밀면이나 우리 밀로 만든 면이 좋습니다, 흰떡보다는 현미떡이 좋습니다.

플랜 C는 3군 식품입니다. 남과 먹더라도 최대한 먹지 말아야 할 최악의 독성 음식입니다. 설탕, 정제 탄수화물, 오일, 튀김(트랜스 지방) 등입니다. 가공 식품, 모든 오일, 탄산음료, 방부제, 착색제, 유화제, 술, 담배는 최대한 적게 먹거나 피합니다. 피해야 할 가장 나쁜 음식은 소시지, 햄, 치킨, 도넛, 아이스크림, 과자, 피자, 핫도그, 햄버거, 감자튀김, 튀김, 족발, 돈가스, 초밥, 팝콘, 콜라 등입니다.

스스로 정한 4주에서 수개월의 다이어트 기간에는 몸에 나쁜 것을 철저하게 먹지 않아야 합니다. 다이어트 후 몸이 '정상 체중(키-110)~(키-100)'이 된 후에는 3군 음식이라도 일주일에 1~2번 정도는 먹어도 됩니다. 하지만 플랜 다이어트로 몸이 정화되면 입맛이 바뀌어 먹고 싶지 않을 수도 있습니다.

이 책을 다 읽고 나면 당신에게도 '나만의 플랜'이 생길 것입니다. 당신을 응원합니다. 당신만의 플랜으로 이 책을 읽는 당신이 더 건강하고 행복한 100세 시대를 살길 바랍니다.

백원기

목차

프롤로그   5

1부
WHY 왜 살이 찌는가?

1장. 비만의 원인은 무엇일까?

기본 원인 023 | 1970년대 한국의 변화 024 | 냉장고의 보급 025 | 식용유의 보급 026 | 과자의 보편화 027 | 아이스크림 섭취 증가 028 | 육식의 증가 028 | 흰 쌀의 소비 증가 030 | 외식의 증가 032 | 육가공 식품의 증가 033 | 공해 034 | 라면의 보편화 035 | 화학조미료의 보편화 036 | 승용차의 증가 036 | 가전제품의 증가 037 | 패스트푸드 등장 037 | 수면의 부족 039 | 음식의 변화 040 | 기존(지속가능하지 않은) 다이어트의 실패 041 | 잘못된 다이어트 미신 046 | 음식 중독 050 | 음식 독소 052 | 마음 독소(스트레스) 055 | 대사 장애(간) 056 | 자연식 vs 채식, 생식 vs 화식 058 |

2장. 바른 다이어트의 방해자, 훼방꾼 분석

왜 거짓 정보가 넘쳐날까? 061 | 상업자본주의 062 | 식품회사 065 | 제약회사 066 | 의료(병원) 067 | 의사 068 | 언론 071 | 정치권 – 맥거번 리포트 072 | 비만과 다이어트 비즈니스 악순환도 074 | 비만과 다이어트 비즈니스 선순환도 074 |

3장. 건강하고 날씬한 지역의 음식물 분석

차이나 스터디 077 | 블루존 078 | 오키나와 프로그램 078 | 하와이 원주민 079 | 한국의 과거 080 |

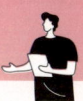

4장. 영양소 분석

9대 영양소 083 | 탄수화물 084 | 단백질 087 | 지방 089 | 비타민 091 | 미네랄 092 | 효소 092 | 피토케미컬 096 | 식이섬유 097 | 물 097 | 칼로리 102 | 칼슘 103 | 영양 밀도 104 | 포만감 106 | 인슐린 107 |

2부

HOW 어떻게 해야 살이 빠질까?

5장. 인간 분석

인간은 무엇을 먹는 동물일까? 113 | 뇌 115 | 산도(ph) : 산의 세기 117 | 성경(Bible) 118 | 치아 119 | 혀 120 | 손 121 | 장 121 | 시력 122 | 침팬지, 고릴라 122 | 걷기 122 | 인체의 3주기 123 | 비만한 채식주의자 125 | 언제 먹어야 할까? 126 |

6장. 개별음식 분석

(소, 돼지, 닭)고기 129 | 키토제닉 다이어트 131 | 생선(수은) 132 | 우유 133 | 달걀 135 | 유제품 136 | 아이스크림 136 | 오일 137 | 햄과 소시지 138 | 에너지 음료 139 | 가공 식품 139 | 공장 식품 140 | 정크푸드 140 | 설탕 140 | 밀가루(빵) 141 | 쌀 141 | 조미료 142 | 소금 143 | 커피 143 | 콜라 144 | 초콜릿 145 | 술 145 | 영양제 145 | 튀김 146 | 과일 146 | 채소 148 | 통곡물 149 | 콩 149 | 뿌리채소 150 | 해조류 150 | 깨 150 | 버섯 151 | 견과류 151 | 녹말음식 152 |

7장. 질병 분석

당뇨 155 | 비만 158 | 고혈압 160 | 지방간 161 | 심장병 164 |

목차

3부
WHAT 무엇을 실천할까?

8장. 솔루션

현대는 다이어트에 좋은 시기가 아니다 169 ┃ 현대는 다이어트에 좋은 시기다 170 ┃ 4321 법칙 171 ┃ 다이어트에 가장 좋은 음식 172 ┃ 다이어트에 차선으로 좋은 음식 172 ┃ 다이어트에 최악의 음식 174 ┃ 정화 174 ┃ 소식 175 ┃ 오래 씹기 176 ┃ 먹는 순서 177 ┃ 단식 177 ┃ 공복 179 ┃ 7:3 법칙 180 ┃ 9:1 법칙 181 ┃ 하루 3끼? 181 ┃

9장. 간헐적 단식

간헐적 단식의 특성 185 ┃ 16:8 A형 간헐적 단식 187 ┃ 16:8 B형 간헐적 단식 188 ┃ 18:6 간헐적 단식 189 ┃ 23:1 간헐적 단식 189 ┃ 5:2 A형 간헐적 단식 191 ┃ 5:2 B형 간헐적 단식 192 ┃ 7~10일 금식 193 ┃ 2주 주스 클렌징 194 ┃ 간헐적 단식 정리 194 ┃ 정체기 196 ┃

10장. 모노다이어트

분리식 199 ┃ 골고루 먹지 마라 200 ┃ 소화 에너지를 줄이고 대사 에너지를 늘려라 201 ┃ 소화가 쉬운 식사 순서 202 ┃ 밥을 빼고 먹는 식사법 204 ┃ 동물성 단백질은 한 가지만 205 ┃

11장. 생활습관

습관이 바뀌어야 한다 207 ┃ 운동 208 ┃ 다이어트 운동법 210 ┃ 생활 운동 212 ┃ 잠 213 ┃ 명상법 215 ┃ 마인드 215 ┃ 요리 능력 217 ┃ 다이어트 일기 기록하기 217 ┃

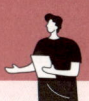

12장. 실천 프로그램

목표 221 | 점진적 4주간 프로그램 222 | 3끼 식사법 223 | 채소 도시락 다이어트(파프리카, 오이, 당근, 셀러리, 방울토마토) 226 | 반신욕 227 | 피 검사 227 |

13장. 습관의 변화로 요요 없는 지속가능 다이어트

최종 목적 229 | 좋은 습관 230 |

지속가능 다이어트 2주 3회 교육 후기   236
비만인과 건강인의 삶의 방식 차이   238

부록 1 : 다이어트 질문지   241
부록 2 : 음식별 소화 시간   242
부록 3 : 인체의 3주기 시간표   243
부록 4 : 추천 하루 시간표   244
에필로그   249

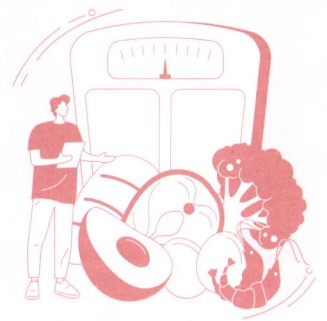

1부

WHY 왜 살이 찌는가?

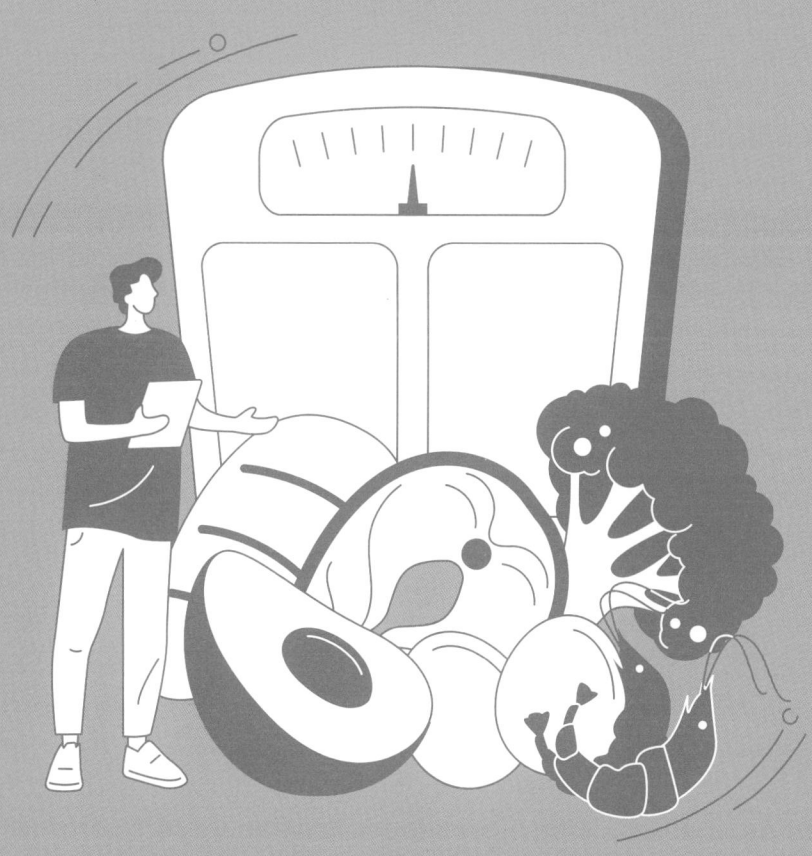

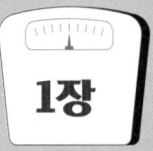

비만의 원인은 무엇일까?

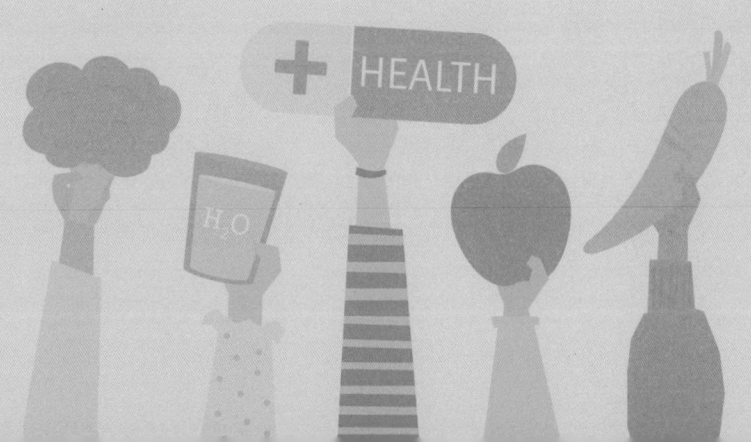

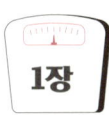

비만의 원인은 무엇일까?

기본 원인

어떤 일이든 원인을 바르게 파악하면 해결법을 찾기 쉽다. 원인을 잘못 알게 되면 문제 해결도 어려워진다. 결론부터 말하면, 비만의 기본적인 원인은 다음의 네 가지다.

1. 설탕, 튀김, 라면, 과자, 빵, 고기, 밀가루 음식, 술 등 기름진 서구 음식을 많이 먹기 때문이다. 현대인은 가공 식품, 공장 식품, 패스트푸드, 인스턴트 음식의 섭취가 늘고 있다. 이는 영양은 없고 칼로리가 높으며 독소가 많은 식품이다.

2. 이런 음식을 아침+간식+점심+간식+저녁+간식+야식을 통해 자주 많이 먹는

것이 문제다. 비만인은 하루에 보통 6~7번 먹는다. 자주 먹어서 간과 위와 장이 쉴 틈이 없다. 간의 해독기능이 떨어지고, 그로 인해 독소와 과잉 칼로리는 지방으로 전환되어 복부에 저장된다. 많이 자주 먹게 되면 인체의 장기는 지치고 기능은 저하된다. 건강이 나빠지고 몸속의 독소가 늘면서 체중이 늘어난다.

3. 비만인은 배가 꽉 차게 먹으며, 씹지 않고 매우 빨리 먹는다. 과식과 속식 습관은 간과 위와 장을 피곤하게 해 기능이 떨어지게 한다. 과식과 속식으로 소화에 엄청난 에너지가 소모되어 식사 후에 오히려 더 피곤함이 몰려온다.
4. 귀찮고 피곤하고 힘들어서 운동을 안 한다. 소화에 에너지를 많이 쓰니 피곤하고, 피곤하니 운동을 안 하고, 운동을 안 하니 소모 칼로리가 감소한다.

살이 빠지려면? 반대로 하면 된다. 영양이 풍부한 채소, 과일, 통곡물, 콩을 배부르게 하루에 2~3끼를 충분히 먹고, 간식을 끊고, 산책이나 걷고 뛰기(인터벌 러닝)를 1~2시간 하면 된다.

1970년대 한국의 변화

한국인의 음식은 1970년부터 현재의 변화가 서기 1년부터 1970년만큼의 음식 변화보다 더 크다. 미국은 1950년, 한국은 1970년을 기준으로 식생활이 크게 변했다. 1970년 이전 한국의 주식은 현미밥에 된장국, 김치와 생채소, 나물 반찬이었다. 주로 통곡물과 채소였고, 현재의 주식은 육식, 낙농제품, 가공 식품이 주식이라는 것이 큰 차이점이다.

대한민국은 1970년대에 많은 변화가 있었다. 1970년 이전에는 고혈압, 당뇨, 심장병도 거의 없었고 암 환자도 많지 않았다. 1970년에는 참기름, 들기름도 귀했고 식용유는 아예 없었다(배우 김혜자 님이 TV 광고 모델로 출연한 해표 콩기름 식용유는 1971년에 나왔다). 설탕 또한 매우 귀한 선물(1953년에 만들어진 CJ제일제당의 설탕은 상당한 고가였다)이었다. 설탕이 널리 보급된 것은 1970년대였다. 현재는 설탕의 가격이 매우 싸졌다. 그리고 설탕보다 수백 배 더 달고 가격이 훨씬 싼 액상과당, 사카린, 아스파탐 등의 사용이 급증하고 있다.

많은 사람이 100년 전의 음식이 현재와 같을 것으로 생각한다. 아니다. 전혀 다르다. 한국의 1970년은 미국의 1950년과 같다. 미국은 1950년 이후에 냉장고가 보급되었고, 공장식 축산이 늘어났으며, 운송시스템도 발전했다. 그로 인해 가공 식품, 고기, 생선, 우유, 달걀, 유제품, 식용유의 생산과 소비가 크게 증가했다.

냉장고의 보급

1970년대에는 냉장고가 없어서 동네마다 얼음을 파는 가게가 있었다. 그런데 금성, 도시바 냉장고가 나오면서 사람들은 음식을 보관하기 수월해졌다. 미국은 1950년 이전에 냉장고가 없었고, 한국은 1970년 이전에 냉장고가 없었다. 1976년 한국의 냉장고 보급률은 겨우 50%였다. 초기의 냉장고는 사이즈가 매우 작았다. 1980년이 되어서야 냉장고의 보급률이 90%가 되었다. 그 당시에 초등학교에서는 집에 TV, 냉장고, 자가용이 있는지로 가정 형편을 추측했다. 그래서 1970년에는 고기, 생선, 우유, 달걀을 냉장고에 보관할 수 없었고, 그때그때 사서 바로 먹어야 했다. 정육점도 당연히 적었다. 냉장고가 보급된 이후로 고기, 생선, 우유, 달걀의 보관이 늘고, 동물성 지방의 섭취가 늘어 고기에 포함된 항생제, 호르몬제 등의 화학성분(독소) 섭취가 늘었다. 그러면서 비만이 점차 늘게 되었다. 비만의 핵심 원인 중 하나는 냉장고의 보급으로 인한 동물성 단백질과 지방의 섭취 증가다. 1970년대 이전의 하루 3끼 식사와 간식은 대부분이 비정제 탄수화물이었다. 밥, 김치, 나물, 생채소, 된장국, 쌈 채소, 쌈장, 감자, 옥수수 등이 주식이었다.

식용유의 보급

해표 콩기름이 나오면서 프라이팬의 사용이 늘고 전, 달걀부침, 볶음밥 등의 음식이 증가했다. 식용유는 헥산을 이용해 콩의 기름을 추출하는 방법으로 만들어진다. 헥산의 본질은 등유다. 헥산은 100% 제거되지 않는다. 식용유를 먹는 것은 석유를 일부 먹는 것과 같다. 각종 튀김에도 식용유 기름이 사용된다. 기름은 높은 열을 가하면 트랜스 지방이라는 독성물질이 나오기 때문에 튀긴 음식은 다이어트가 필요한 사람에게는 반드시 피해야 할 음식이다. 직접 깨를 농사지어서 자녀에게 주려고 기름을 짜본 사람은 놀란다. 깨의 양에 비해 추출된 기름의 양이 너무나 적기 때문이다. 그런데 현재 콩기름 식용유의 가격은 같은 무게인 콩의 가격보다 더 싸다. 있을 수 없는 일이다. 이것은 GMO로 가공된 싼 가격의 콩이 원료이고, 콩만을 짜서 만든 순수한 기름이 아니라 콩 이외에 무언가가 많이 첨가되었음을 말해준다. 식용유는 압착식이 아니라 추출법으로 만들어진다.

과자의 보편화

1970년대에 과자가 나오기 시작했다. 국민 과자 새우깡이 1971년에 출시되었고, 1972년에는 죠리퐁, 1973년에 꼬깔콘, 고구마깡, 짱구가 출시되었고, 1974년에 초코파이, 에이스가 출시되었다. 1975년에 사브레, 맛동산이, 1976년에 오징어땅콩, 인디안밥, 1979년에 바다코코넛, 꿀꽈배기가 출시되었다. 작가 안병수 소장님은 16년간 국내 유명 과자 회사의 신제품 개발부서에서 핵심 연구원으로 일하다가 식품첨가물의 독성을 알게 되었다. 그 후 양심의 가책을 느끼고 회사를 나와서 후델 식품건강 연구소를 운영하며《과자가 무서워요》,《내 아이를 해치는 트랜스지방》,《과자, 내 아이를 해치는 달콤한 유혹 1, 2》,《위대한 속임수 식품첨가물》,《호르몬과 맛있는 것들의 비밀》 등의 책을 집필했다. 또한 유튜브로 과자의 위험성을 알리고 있다. 과자의 폐해는 설탕, 트랜스지방, 식품첨가물 등이 원인이다. 과자는 정제밀가루를 튀기거나 굽고, 거기에 각종 첨가물을 넣는다. 정제염, 정제설탕, MSG, 방부제 등이 들어간다. 과자는 중독성이 매우 강하다.

아이스크림 섭취 증가

아이스크림의 성분은 지방, 정제 설탕, 유화제와 각종 화학 첨가제다. 원래 물과 지방은 섞이지 않는데, 아이스크림은 유화제로 물과 지방을 강제로 섞이게 하고, 단맛을 더 강하게 하기 위해서 과도한 설탕 혹은 액상과당이 들어간다. 그리고 빛깔과 향을 내기 위해서 각종 화학 첨가물이 들어간다. 이런 첨가물들은 과거에는 몸에서 소화시킨 적이 없기에 몸은 독소로 인식하고 지방, 수분과 함께 뱃살로 저장된다. 그리고 아이스크림의 화학 첨가물은 간에서 분해하기가 어려워서 간이 크게 혹사당한다. 간이 주요 기능인 소화에 힘쓰느라 쉬지를 못하고 무리하게 되면, 간의 다른 기능인 해독에는 힘을 쓰지 못해서 독소는 지방과 함께 몸에 쌓이고, 점점 더 체중이 늘어나게 된다.

육식의 증가

앞서 말했듯 미국에는 1950년에 냉장고가 보급되었다. 한국에는 1970년에 냉장고가 보급되기 시작했다. 시간이 지날수록 냉장고는 각

가정의 필수품이 되었고, 냉장고의 크기가 점점 더 커졌다. 현재는 집마다 냉장고와 김치냉장고가 있다. 어떤 집은 냉장고가 3대, 4대, 5대인 경우도 있다. 화장품 냉장고, 와인 냉장고, 음료 냉장고, 고기용 냉동고가 모두 따로 있기 때문이다. 냉장고의 보급으로 가장 늘어난 것은 동물성 식품의 저장이다. 고기를 냉장고와 냉동고에 보관하기 시작했다. 1970년 이전에는 한국의 농촌에서는 가정마다 소를 키우곤 했다. 소는 농촌의 큰 재산이었다. 그 소들은 주로 풀을 먹은 소였다. 봄, 여름, 가을에는 풀을 먹도록 했고, 겨울에는 벼를 추수하고 남은 볏짚을 끓여서 여물을 만들어 먹였다. 이런 고기, 우유, 달걀은 과하게 먹지만 않으면 좋은 음식이었다.

하지만 1970년대부터 소, 닭, 돼지를 대량 사육을 시작했고, 그때부터 곡물사료를 먹은 가축들이 99%일 정도로 크게 늘어났다. 미국산 소고기의 수입도 이때부터이고, 2023년 기준 한국은 일본을 제치고 세계 1위의 미국산 쇠고기 최대 수입국이다. 미국의 전체 쇠고기 수출량에서 24%가 한국에 수입이 된다. 현재의 소고기, 돼지고기, 닭고기, 우유, 달걀은 1970년 이전과 전혀 다르다. 이유는 대량 사육이 되고 있고, 풀이 아닌 인공사료를 먹고 자라기 때문이다. 소를 더 빨리 성장시키기 위해서 소에게 동물성 지방이나 단백질, 옥수수를 먹인다. 이때 먹이는 옥수수는 유전자가 변형된 GMO 옥수수다. 또한 성장 촉진 호르몬, 항생제가 대량 투여된다. 동물에게 투입된 성장호르몬과 항생제는 고기, 우유, 달걀에 포함되어 인간이 그것을 그대로 섭취하게 된다. 인간이 섭취한 고기, 우유, 달걀에는 성장호르몬과 항생제가 다량 포함되어 있다. 그래서 그것을 먹은 아이들에게는 성조숙증이 나타나고, 환자를 수술할 때 항생제가 듣지 않는 경우가 늘어나는 것이다. 또한 좁은 케이지 안에서 자라는 동물은 엄청난 스트레스를 받는데, 스트레스로 인한 독소가 고기와 우유와 달걀에 포함되어 있기에 소고기, 돼지고기, 닭고기, 우유, 달걀은 사람에게 해롭다.

흰쌀의 소비 증가

1970년대에는 쌀이 부족해 정부에서 보리 혼식을 장려했다. 그래서 당시의 초등학교에서는 100% 흰밥인지 보리를 섞은 밥인지 담임 선생님이 도시락 검사를 하는 경우도 있었다. 쌀이 부족해서 밀가루로 된 음식만 먹는 분식의 날도 있었다. 그러나 지금은 쌀이 남아돈다. 과거에도 한국은 쌀을 먹었지만, 흰쌀은 아니었다. 흰쌀은 매우 귀한 식품이었다. 과거에는 쌀겨만을 벗겨낸 현미를 누구나 먹었고 그래서 건강했다. 일제 강점기에 정미소가 들어오면서 쌀을 도정하기 시작했다 (1889년 인천정미소가 최초). 이때부터 흰쌀을 먹기 시작했고, 그 이전에는 겨만 제거한 현미를 먹었다. 이러한 쌀이 현대로 오면서 흔해졌다. 과거와 현재의 물가를 비교해보면 가장 가격이 덜 오른 재화가 쌀이다.

한국인이 주로 섭취하는 쌀에는 탄수화물, 단백질, 지방, 비타민, 미네랄이 들어 있고, 특히 비타민 b군이 골고루 들어 있어서 효율적인 에너지 사용이 가능하다. 현미는 흰쌀보다 단백질, 식이섬유, 티아민, 엽산, 마그네슘, 칼륨이 3~4배 더 많다. 현미에는 식이섬유와 불포화지방산이 풍부해 혈중 콜레스테롤 수치를 낮추고, 혈액순환을 원활하게 도와서 혈관의 건강에 좋다. 현미는 흰쌀보다 3배 많은 식이섬유를 함유하고 있어 포만감을 쉽게 느낄 수 있고, 다이어트와 체중 감소에 효과적이다. 또한 현미에는 식이섬유가 풍부해 장운동을 촉진시키고, 장내 노폐물을 제거하는 데 도움을 준다. 현미는 GI 지수가 낮고 천천히 흡수되어 혈당도 천천히 상승하기 때문에 당뇨 예방에도 좋다. 현미는 혈관, 장 건강, 당뇨에 좋은 식품이다. 반면에 흰쌀은 영양은 거의 없고, 혈당만 많이 올리는 음식이다. 그래서 건강과 다이어트를 위해서 흰쌀을 먹는 것보다 현미를 먹는 것이 훨씬 유리하다.

현재 노인들이 많은 실버타운에 가면, 식당에서 현미와 백미를 선택할 수 있다. 이제 일반 식당에서도 현미와 백미를 고객이 선택할 수 있는 날이 빨리 오기를 바란다. 그리고 건강과 다이어트에 관심이 있는 사람은 햇반 모양의 플라스틱 용기에 현미밥을 가지고 다니며, 식당에서 제공되는 채소 반찬과 함께 자신이 가져온 현미밥을 먹는 것을 추천한다. 다이어트가 중요한 사람은 흰밥을 반 공기만 먹거나 아예 포기하고, 채소와 반찬만을 먹는 것도 좋은 선택이다. 흰쌀은 칼로리만 있고 영양분이 적으며 혈당을 급상승시키기 때문에 매우 적게 먹거나 끊어야 할 산성 음식이다. 반면 현미는 각종 영양소와 식이섬유, 해독물질(피틴산)이 풍부한 알칼리성 음식이다.

외식의 증가

1970년대에는 외식을 하는 것이 자랑인 시대였다. 가끔 가다가 하는 외식은 가족 행사였다. 그만큼 외식은 드문 일이었고, 주로 먹는 밥은 어머니가 만들어주시는 집밥이었다. 그래서 1970년대에는 건강한 사람들이 많았다. 부자병, 귀족병, 성인병, 대사질환병은 복부비만, 고혈압, 당뇨, 고지혈증 등으로 모두 같은 병이다. 과거에는 귀족이나 어른만 걸리는 병이었지만, 지금은 빈부, 노소와 관련 없이 누구나 걸리는 병이 되었다. 과거에는 비만한 사람이 적었으나 지금은 날씬해도 배가 나온 사람들이 많다. 이유는 외식이다. 어머니가 만드는 음식의 목적은 맛이 아니라 가족의 건강이 최우선이다. 그래서 신선하고 좋은 재료를 쓰고 MSG를 덜 쓴다. 맛이 조금 없어도 내 남편과 자녀가 먹는 음식이기 때문이다.

하지만 외식은 다르다. 아무리 좋은 재료를 써도 맛에서는 화학조미료를 쓰는 옆집을 이기지 못한다. 외식업은 손님이 재방문하지 않으면 망하기 때문이다. 그리고 원가가 비싸면 가격 경쟁력이 없기 때문에 최고의 식재료를 사용하지 못하고, 결국 MSG를 사용할 수밖에 없다. 고객은 음식을 맛과 가격으로 평가한다. 건강으로 평가하는 사람은 극히 적다. 그래서 더 맵고, 더 짜고, 더 달고, 더 기름지게 만들어야 한다. 이런 외식을 가끔 먹으면 건강에 문제가 없지만, 계속 먹게 되면 결국 문제가 생긴다.

외식 중에 가장 중독성이 강한 음식이 패스트푸드다. 패스트푸드의 왕은 맥도날드다. 햄버거, 너겟, 감자튀김, 콜라는 먹을수록 더 끌린다. 그런데 문제는 칼로리가 높고 영양은 낮다는 것이다. 감자 튀김에 사용된 식용유는 높은 온도로 인해 독성이 강한 트랜스지방으로 변하게 된다. 콜라에는 설탕보다 더 달고, 순식간에 혈당을 급상승시키는 액상과당이 가득하다. 어머니가 만드는 음식과 식당에서 만드는 음식은 태생과 목적이 다르다. 그래서 외식은 가급적 적게 하고, 평소에는 도시락 이용을 추천한다. 누구나 자신의 도시락을 만들 만큼의 요리 실력은 갖추어야 한다. 건강한 음식 만들기는 어렵지 않다. 삶거나, 찌거나, 생으로 먹는 것이 대부분이기 때문이다.

육가공 식품의 증가

육가공 식품인 소시지, 햄, 베이컨은 WHO(세계보건기구)와 IARC(국제암연구소)에서 이미 술, 담배와 함께 1급 발암 물질로 규정된 식품이다. 육가공 식품은 독성이 가득한 대표적인 암 발생 식품이다.

- 소시지 : 가공육은 1970년대 이후로 크게 증가했다. 엄청 크고 고기 함량이 매

우 낮은 진주 햄 소시지를 달걀 물을 입혀서 구운 반찬은 1970년대 인기가 많았다. 그 후에는 가는 소시지에 밀가루 반죽을 입혀서 기름에 튀겨낸 한국식 핫도그도 인기가 많았다. 그런데 소시지에는 아질산나트륨이 들어 있다. 아질산나트륨은 발암 물질이고, 의사가 가장 먹지 않는 가공 식품이라고 한다.

- 햄 : 스팸이 가장 유명하다. 스팸은 다진 고기로 만든 통조림인데, 제2차 세계대전에서 상하지 않는 고기를 공급하기 위해서 만들어졌다. 스팸(spam) 메일을 정크(junk) 메일이라고도 부른다. junk의 의미는 '쓰레기'다. 스팸은 'spiced(양념된) + ham(햄)의 합성어'라고 한다. 스팸의 문제도 역시 발암 물질인 아질산염과 각종 화학 첨가물이 문제다.

공해

1970년대와 2020년대의 가장 큰 차이는 공해다. 인간의 건강에 가장 영향을 미치는 것이 공기, 물, 음식의 순서인데, 공기와 물과 음식이 과거에 비해 나빠지고 있다. 특히 중국의 황사로 인해 서울과 수도권의 공기가 나빠지고 있다. 공해 시대에 산다는 것은 독성물질과의 접촉이 많다는 의미다. 공기, 물, 음식에 독성이 증가하면 몸속 해독기관은 더 지치고, 독성물질이 축적될 가능성은 더 커진다. 그리고 1970년에 비해 현재는 일상생활에 화학물질이 굉장히 많이 증가했다. 플라스틱 용기, 화학섬유로 만든 옷, 샴푸 등의 합성세제, 화학 건축자재, 식품첨가물, 조미료

(MSG), 농약, 의약품, 살충제 등 헤아릴 수 없다. 화학물질을 소각하고 매립하는 과정에서 나오는 환경호르몬이 몸에 들어오기도 한다.

이미 세상은 공기와 물과 음식이 오염되어서 이 공해를 피해서 사는 것이 불가능하다. 그래서 해독의 중요성이 더 커지고 있다. 독성 음식을 적게 먹고, 몸속의 독소를 배출하는 방법을 배워야 한다. 깨끗한 물과 식이섬유는 몸속의 독소를 배출하는 데 탁월한 효과가 있다.

라면의 보편화

라면은 정말 완벽하게 맛있는 가공 식품이다. 한국인 중에서 라면을 싫어하는 사람은 거의 없을 것이다. 세계에서 인스턴트 라면을 가장 많이 먹는 사람은 한국인이다. 빠르고 싸고 맛있기 때문에 식사 대신 라면을 먹는 비율이 점점 늘고 있다. 다이어트를 하면서 가장 먹고 싶은 음식도 바로 라면이다. 중독성이 엄청나기 때문이다.

하지만 라면은 정제밀가루로 만들어진 면을 저가의 식물성 기름(팜유)에 튀겨 나쁜 지방과 MSG가 많이 들어 있다. 튀긴 음식은 독성이 강한 트랜스지방 덩어리고, 시간이 지나면 튀겨진 기름은 산패되어 더 독성물질로 변한다. 즉, 라면은 칼로리만 높은 영양 불균형 음식이다. 컵라면의 용기는 스티로폼이나 코팅된 종이인데, 여기에 뜨거운 물을 부으면 미세플라스틱이 녹고 이것을 전자레인지로 데우면 더 해롭다. 물가가 상승하고 채소, 과일의 가격이 상승하면 생활비를 줄이기 위해 우리는 라면을 많이 먹지만, 건강을 생각한다면 라면은 아주 가끔 먹어야 할 음식이다.

화학조미료의 보편화

화학조미료는 1956년에 생산이 시작되어 1970년부터 보편화되었다. 화학조미료는 마법과 같다. 고기를 1g도 넣지 않고 고기 맛을 낼 수 있고, 바닐라를 1g도 넣지 않고 바닐라 향을 만들 수 있다. 화학조미료가 개발되면서 가공 식품이 늘어났다. 싸고 맛있고 보존기간도 늘어나니 식품회사에서 조미료(MSG)를 안 쓸 이유가 없다. 가공 식품, 공장 식품, 패스트푸드가 인체에 가장 나쁜 음식이다. 화학조미료는 중독성이 강해서 먹어도 배고프게 만드는 특징이 있다. 식품회사로서는 음식을 더 싸게 만들어서 더 많이 팔 수 있는 좋은 방법이다.

승용차의 증가

1970년대에는 승용차가 있는 집이 거의 없어, 누구나 주로 걸었고 먼 곳은 당연히 대중교통을 이용했다. 2~3km 거리의 학교는 누구나 걸어서 등하교했고, 시장에서 장을 보는 것도 장바구니를 들고 걸어 다녔다. 한국은 1980년대에 1가구 1자동차의 시대가 시작되었다. 가구당 3대 이상의 차를 가진 집도 많다. 승용차의 증가로 인해 인간의 걷기 능력은 퇴

보했다. 장을 볼 때도 과거에는 시장바구니를 들고 걸었지만, 이제는 대형마트에서 더 많은 음식을 차로 옮길 수 있게 되었다. 그나마 한국이 미국에 비해 비만인이 적은 이유 중 하나가 대중교통의 발달일 것이다. 수도권 대부분은 버스와 지하철로 어디든 갈 수가 있다. 미국은 차 없이는 생활이 불가능하고, 그만큼 걷는 거리도 적다.

가전제품의 증가

자동차와 더불어 모든 가전제품의 목표는 주부의 가사 노동을 줄이는 것이다. 1970년에는 없었던 오븐, 세탁기, 건조기, 식기세척기, 청소기, 자동 냉난방 등으로 가사 노동은 감소하고 TV, 유튜브, 넷플릭스 등의 시청 시간의 증가로 운동할 시간은 더 부족해졌다.

패스트푸드 등장

1980년대에 햄버거, 피자, 치킨 등의 미국식 패스트푸드가 한국에 들어오기 시작했다. 맥도날드는 줄 서서 먹었고, 피자헛은 상당히 고가의 외식이었다. 당시에는 KFC가 정말 인기가 많았다. 웬디스, 버거킹, 알볼로피자, 도미노피자 등도 인기였다. 또한 bbq 치킨, bhc치킨, 교촌치킨, 깐부치킨 등의 수많은 브랜드가 있는 한국의 치킨은 정말 맛있다. 그런데 이것은 모두 튀긴 음식이다. 그것이 문제다. 패스트푸드는 중독이 되기 쉽다. 패스트푸드는 영양(비타민, 미네랄, 효소, 피토케미컬 등)이 낮고, 칼로리(정제탄수화물, 단백질, 지방)만 높다. 그래서 패스트푸드만 먹으면 영양실조가 될 수도 있다. 탄수화물과 단백질, 지방은 많아서 체내 지방으로 뱃살에 축적 되지만 비타민, 미네랄, 효소, 피토케미컬, 식이섬유가 거의 없다.

패스트푸드 회사는 다국적 초거대 기업으로서 마케팅의 최고 전문가다. 맥도날드가 마케팅에서 가장 눈독을 들이는 고객층은 청소년보다 어린이들이다. 어린이의 입맛을 중독시키면 어린이를 평생 고객으로 만들 수 있기 때문이다. 그래서 맥도날드는 해피밀이라는 어린이 메뉴를 만들었고, 원가 이하의 장난감을 포함시켰다. 현재 유행하는 아동 영화의 주인공을 장난감으로 만들어서 장난감 때문에라도 맥도날드에 들러서 햄버거, 감자튀김, 콜라를 먹게 했다. 한국에 들어온 지 38년 된 맥도날드는 현재 대부분의 젊은이와 성인을 중독시켰다. 어린이들이 가장 좋아하는 메뉴가 패스트푸드이기 때문이다.

성인이 된 후에 패스트푸드를 먹은 어른과 초등학생 이전에 패스트푸드를 접한 아이의 중독성에는 큰 차이가 있다. 미국의 맥도날드는 1955년에 시작되었고, 2024년 현재 69년이 지났다. 그래서 패스트푸드의 역사가 가장 긴 미국이 세계 최고의 비만율을 보이고 있다. 미국인의 대부분은 이미 패스트푸드에 중독되었다. 패스트푸드는 달고 기름진 서구 음식의 대표 음식이다. 하지만 패스트푸드는 고혈압, 당뇨, 지방간, 비만,

고지혈증, 심장병, 뇌출혈, 암의 원인이 된다. 한국의 어린이들도 대부분 패스트푸드에 중독이 되어 한국의 비만율도 계속 상승하고 있다. 자신들이 돈을 벌기 위해서 전 세계의 어린이들을 중독시키는 패스트푸드점은 현대의 악의 축이라 할 수 있다. 패스트푸드 회사, 과자 회사, 인스턴트 식품 회사 모두 마찬가지다.

수면의 부족

1970년대에는 자는 시간이 빨랐다. 농사를 짓는 분들은 9시 뉴스를 보지 못하고 잠이 들었고, 새벽 3~4시에 일어나서 일을 시작했다. 인간의 생체리듬에도 일찍 자는 것이 맞다. 인간은 원래 해가 지면 잠이 들고, 해가 뜨면 활동하도록 설계가 되어 있다. 그런데 전기가 생기고 밤 문화가 생기면서 한국인의 밤 생활은 길어졌다. 밤에는 치안이 매우 취약하고 위험한 나라가 많지만, 한국은 세계에서 밤에 문을 연 가게가 가장 많은 나라다. 밤 11시에도 술과 음식을 먹을 수 있는 곳이 굉장히 많다. 그래서 대학생들은 밤 12시가 초저녁이라고 하는 경우도 있다고 한다.

요즘에는 밤늦게까지 핸드폰과 TV 등을 통해 넷플릭스, 유튜브를 보기 때문에 눈이 강한 빛에 노출되고 그로 인해 숙면하지 못한다. 그런데 인체는 밤에 잠을 충분히 자야만 해독이 되고, 해독이 되어야만 살이 빠진다. 가장 좋은 수면시간은 밤 10시에 자고 아침 5~6시에 일어나는 것이다. 그러면 7~8시간의 수면을 취할 수 있다. 살이 빠지기 위해서는 밤 10시부터 새벽 2시에는 깊은 잠에 들어야 한다. 하루에 7~8시간의 수면 시간이 필요하다. 수면이 부족하고 피로하면 절제력이 약해지고 그럴수록 자극이 강한 패스트푸드를 먹게 된다. 그래서 가장 쉽고 편한 다이어트 방법은 일찍, 충분히 자는 것이다.

음식의 변화

비만의 가장 큰 원인은 독성 음식과 미량영양이 없는 음식이다. 그래서 살을 빼려면 음식을 바꿔야 한다. 음식을 바꾸면 고혈압, 당뇨, 비만, 심장병, 암도 완치가 가능하다. 좋은 음식을 먹으면 몸이 건강해진다. 건강이 나빠진 이유는 나쁜 음식을 먹었기 때문이다. 최근에는 알약 하나로 쉽게 살이 빠질 수 있다고 말하지만, 내 몸에 가장 좋은 것은 약이 아니라 좋은 음식을 먹는 것이다. 제약업계와 의료업계는 비만의 원인이 음식이라는 것을 알려주지 않는다.

세상에는 세 가지 음식이 있다. 더 먹어야 할 1급 음식, 될 수 있으면 적게 먹어야 할 2급 음식, 절대 먹지 말아야 할 3급 음식이 있다. 패스트푸드는 대표적인 3급 음식이다. 햄버거, 피자, 스파게티, 미트볼, 베이컨, 달걀, 각종 튀김, 치킨, 프렌치프라이, 콜라, 사이다, 초콜릿, 캔디, 케이크, 밀크셰이크, 중국음식, 라면 등을 피해야 한다. 이런 음식을 먹으면 체내에 독성물질이 많이 유입되고, 간과 신장에 무리가 간다. 호흡, 땀, 소변, 대변으로 독소가 배출되기는 하지만, 전체가 아닌, 일부만 배출되어 처리하지 못한 남은 독소는 지방세포에 물과 함께 저장되어 뱃살이 되고 몸이 붓게 된다. '독 = 지방'으로 보면 된다. 일부 축산업장에서는 소에게 풀만 먹이는 것이 아니라, 마분지, 톱밥, 분뇨, 시멘트를 먹인다고 한다. 그러면 독소로 인해 소는 단기간에 체중이 30% 늘어난다. 비만의 원인은 DNA나 가족력이 아니라 독소로 가득 찬 잘못된 음식 습관이다.

기존(지속가능하지 않은) 다이어트의 실패

반짝 다이어트, 단기간 다이어트, 고강도 운동 다이어트 등 인기 있는 다이어트 법은 단기간에 ○○kg을 감량하는 단기적인 목표를 제기한다. 기존 다이어트의 방법은 대부분 '적게 먹고 많이 운동하는 것'이다. 99%가 한두 달 다이어트를 해서 단기간에는 100% 성공하고, 1~5년 후에는 99%가 실패한다(필자도 30kg 이상 감량했으나 5년 후에는 40kg이 늘어났다). 실제로 단기적 다이어트의 성공 확률은 10%이고 그 후에 그 체중을 5년 유지하는 비율은 10%다. 즉 100명 중 1명이 성공하는 다이어트 법이다. 기존의 다이어트 법은 지속하는 것이 불가능하다. 힘들고 배가 고프기 때문이다. 그래서 목표한 체중에 도달한 순간 다이어트를 멈추고, 예전의 식생활과 운동을 하지 않는 습관으로 돌아간다. 그래서 다이어트를 성공한 이후 바로 실패하게 된다. 다시는 힘들고 배고픈 순간으로 돌아가기 싫기 때문에 체중은 빠르게 증가하게 된다. 요요가 오는 것이다.

기존 다이어트의 실패 이유는 다음과 같다.

첫 번째 실패 이유는 적게 먹기 때문이다. 적게 먹으면 배가 고프다. 영양의 부족이 생긴다. 식사량을 줄이면 억눌리고 억눌린 식욕이 언젠가는 폭발한다. 식욕이 증가하면 다이어트는 실패하게 된다. 식욕은 강력한 본능이기에 이 본능을 장기적으로 억누르는 것은 불가능하다. 그래서 결국 치팅 데이라는 변명을 하면서 폭식을 하게 된다. 폭식하면 후회가 되고 의지가 꺾인다. 그래서 다이어트가 실패하게 되는 것이다. 배고픈 다이어트는 반드시 실패한다. 배고픈 다이어트는 인간의 본성에 위배되기 때문에 성공할 수 없다. 다이어트할 때는 고기, 생선, 우유, 달걀, 유제품, 오일, 가공 식품, 패스트푸드를 먹어서는 안 된다. 이러한 제품은 다이어트가 끝난 후 유지기일 때 일주일에 1~2회 먹는 것으로 한정해야 한다. 3군 음식은 영양분이 적고 칼로리만 높은 음식이다. 이런 음식은 먹어도, 먹어도 배가 고프다.

음식물 쓰레기통에 파리와 모기가 많다면 살충제를 뿌리는 것이 문제의 해결이 아니다. 쓰레기를 깨끗이 버리고 통을 깨끗하게 씻고 더 이상 음식물 쓰레기를 버리면 안 된다. 우리 몸은 깨끗한 음식을 넣어야 하는 곳이지, 쓰레기 음식을 넣는 곳이 아니다. 쓰레기 음식이란, 말 그대로 '정크 푸드(junk food : 패스트푸드와 인스턴트 음식 등과 같이 열량은 높은 데 비해 필수 영양소가 부족한 식품을 통틀어서 이르는 말. 열량은 높지만 탄수화물이나 지방만 있고, 비타민, 미네랄, 효소, 피토케미컬, 식이섬유가 거의 없다)'다.

욕조에 물이 넘치면 수도꼭지를 잠그면 된다. 걸레, 청소기, 펌프를 사용하고 양수기로 욕조 안의 물을 퍼내도 수도꼭지를 잠그지 않으면, 결국 시간이 지나서 욕조는 물로 가득 차고 다시 넘쳐나게 된다. 걸레, 청소기, 펌프, 양수기는 다이어트약, 헬스클럽, 건강보조 식품, 지방 흡입, 위 절제수술, 위 밴드 수술을 말한다. 일시적으로는 효과가 있지만, 장기적으로 효과가 없다. 수도꼭지를 잠그지 않았기 때문이다. 이는 정크 푸드를 더 이상 먹지 않는다는 의미다. 정크 푸드의 섭취를 멈추고 자연식물식으로 몸에 깨끗한 영양을 공급하는 것이 최선의 방법이다. 늘 몸속을 청결하게 하려는 생각을 가져야 한다. 내 몸을 청소하면 질병과 비만은 사라진다. 과식으로 들어온 많은 음식이나 동물성 단백질은 소화가 매우 어렵다. 소화가 어려우니 몸의 에너지가 고갈되고, 에너지가 고갈되니 늘 피로하다. 많은 음식과 소화가 어려운 음식이 하루 3끼와 간식, 야식으로 끊임없이 들어오게 되면 살이 찔 수밖에 없다.

핵심적이고 완벽한 다이어트 방법은 원인을 바꾸는 것이다. 즉 음식을 바꾸는 것이다. 정크 푸드의 반대말은 '고영저칼(영양이 높고, 칼로리가 낮은) 식품'이다. 부피가 크고 칼로리가 적고 영양분이 많은 음식을 먹어야 한다. 바로 채소, 과일, 통곡물, 콩 등이다. 칼로리는 낮고, 비타민 미네랄 효소 피토케미컬 식이섬유가 많아 배는 부르고 영양이 충족되니 허기가 사라진다. 1군 음식인 채소, 과일, 통곡물, 콩, 뿌리식물, 해조류, 깨, 버섯은 영양이 풍부하고 칼로리가 낮아서 살이 빠진다.

여기에서 중요한 영양은 탄수화물, 단백질, 지방이 아니다. 하루 소비량을 초과한 탄수화물, 단백질, 지방은 복부에 지방으로 저장된다. 현대인에게 부족한 영양소는 비타민, 미네랄, 효소, 피토케미컬, 식이섬유다. 특히 열에 약한 비타민과 효소가 부족하다. 대부분의 음식이 화식이기 때문이다. 생채소와 생과일의 섭취를 늘려야 한다.

두 번째 실패 이유는 운동을 많이 하기 때문이다. 종종 미국에서는 해병대식 다이어트 프로그램을 방영한다. 상금도 어마어마하고 체중 감량도 엄청나다. 하지만 이러한 방법으로는 99.9% 요요가 온다. 살이 찐 상태에서 고강도 운동은 불가능하고, 위험 부담이 크고 지속되기 어렵다. 저승사자 같은 코치가 없으면 장기적으로 고강도 운동을 지속하기는 어렵다. 시간도, 에너지도 없을뿐더러 그런 코치를 하루 종일 고용하기도 어렵다.

또한, 비만인의 대부분은 지방간을 가지고 있다. 지방간이 있으면 매우 피곤하다. 운전을 해도 30분이 넘으면 졸음이 쏟아진다. 간이 망가진 상태에서 고강도 운동이 가능할까? 다이어트 초기에는 기분 좋고 가벼운 하루 30분 산책이면 충분하다. 진짜 운동은 힘이 생길 때 해야 한다. 억지로 할 필요는 없다. 음식을 바꾸고 올바른 다이어트를 하면 몸에 에너지가 발생해 스스로 운동을 하고 싶어진다. 그때가 운동을 시작할 때다. 이때, 햇빛과 맑은 공기를 마실 수 있는 야외 운동을 추천한다.

세 번째 실패 이유는 대부분의 다이어트의 목표가 단기적이기 때문이다. 다이어트 산업은 일주일에 2kg, 한 달에 8kg을 감량할 수 있다고 장담한다. 하지만 인생은 장기 레이스다. 70kg인 사람이 한 달에 8kg이 감량되면 62kg다. 그런데 두 달 후에 78kg으로 체중이 증가하고 다시 8kg을 감량해 70kg이 되지만, 두 달 후에 86kg으로 증가하면 아무 소용이 없다. 아니, 오히려 체중은 16kg이 늘었고 몸은 피폐해졌다. 단기적인 체중 감량이 목표인 다이어트는 반드시 실패한다. 목표 체중에 도달하면 더 이상 덜 먹고 더 운동하기가 싫기 때문이다.

시간이 걸리더라도 건강한 습관을 늘리는 것이 반드시 성공하는 건강한 다이어트 법이다. 건강한 습관(해독, 영양)을 늘리면 절대 요요가 오지 않는다. 장기적으로 목표를 가져야 한다. 한 달에 1kg만 감량해도 1년이면 12kg다. 2년이면 24kg 감량을 할 수 있다. 작은 습관을 만들어가면 된다. 아침에는 과일만 먹기, 30분에서 1시간 산책하기, 명상하며 시각화하기, 흰밥을 현미밥으로 바꾸기, 생채소 더 먹기, 동물성 단백질 적게 먹기, 패스트푸드 끊기, 튀긴 음식이나 기름 안 먹기, 가끔 하루 금식하기 등이다. 이런 좋은 습관이 하나씩 늘어나면 그것은 건강과 더불어 영원한 체중 감소로 이어진다. 그 습관을 지키기만 하면 체중은 절대 늘어나지 않는다. 다이어트는 장기적인 여정(journey)이고, 한번 생긴 습관은 평생 날씬하고 건강한 몸으로 보답해줄 것이다. 다이어트는 습관의 문제다.

잘못된 다이어트 미신

첫째, 골고루 미신이다.

많은 사람들이 골고루 먹어야 건강하다고 생각한다. 많은 의사들 역시 골고루 먹기를 권한다. 한정식 집은 많은 반찬의 가짓수를 자랑하는데, 일부 한식당은 50첩 반상, 60첩 반상을 자랑할 정도다. 뷔페식당에 가면 50~100가지 음식은 기본이다. 골고루 다양하게 편식하지 말고 먹어야 건강하다고 착각한다. 피자, 햄버거 등은 단일 식품이지만 이미 기름과 단백질과 정제 탄수화물이 섞인 음식이고, 이런 음식을 소화하기 위해서 신체의 소화기관은 산성과 알칼리성 소화액을 번갈아 분비하면서 중노동에 야근을 반복한다. 그러다가 그 기능이 떨어지면서 고혈압, 당뇨, 지방간 등의 병에 걸리게 된다. 여러 가지 음식을 섞어서 골고루 먹는 것은 절대 좋은 식습관이 아니다.

둘째, 탄수화물 미신이다.

탄수화물을 먹어서 살이 찐다는 잘못된 믿음이다. 탄수화물에는 정제 탄수화물과 복합 탄수화물, 이 두 가지가 있다. 흰밥, 흰 빵, 면, 떡, 과자 등의 정제 탄수화물이 혈당을 급격하게 올려서 살을 찌도록 하는 나쁜 탄수화물이다. 여기에 기름과 설탕, 소금과 식품첨가물이 더해지면 더 빨리 중독되고, 더 빨리 살이 찌게 된다. 반면에 복합 탄수화물은 몸에 좋고 살을 빼준다. 특히 현미에 있는 휘친산은 독소를 제거하는 능력이 탁월하다. 통곡물과 채소와 과일 역시 몸을 날씬하고 건강하게 만들어준다. 복합 탄수화물은 통밀빵, 오트밀, 감자, 단호박, 연근, 해조류, 버섯류, 콩, 과일, 현미 등이다.

셋째, 단백질 미신이다.

고단백이 몸에 좋다는 것은 잘못된 신념이다. 고단백이 아니라 과단백이다. 단백질은 몸에 소량만 필요하다. 단백질이 많을수록 좋다는 것은 완전한 거짓말이다. 건강하게 장수한 전 세계의 장수촌 사람들은 전체 식사량의 10% 이하만 고기를 먹었다. 탄수화물, 단백질, 지방 중에서 소화가 가장 어려운 성분이 단백질이다. 배출도 어렵다. 식이섬유가 전혀 없기 때문이다. 과도한 단백질은 비만, 심장병, 고혈압, 암, 관절염, 골다공증, 통풍, 위궤양의 원인이 된다. 하루에 필요한 단백질은 23~30g으로 충분하다. 그리고 '단백질 = 고기(동물성 식품)'라는 고정 관념이 있는데, 채소에도 적당량의 단백질이 있기 때문에 채식만으로 단백질이 부족해서 생기는 이상은 전혀 없다. 단백질은 먹는다고 생기는 것이 아니다. 또한, 고기를 먹는다는 것은 강하고, 부유하며, 남자답고, 성적으로 강하고 우월하다는 이미지를 가지고 있는데, 절대 아니다. 유럽과 미국에서는 부유층일수록 채식의 비중이 높다. 가난할수록 패스트푸드를 많이 먹는다. 고기를 먹으면 혈관이 막히니 건강도 나쁘고 성적으로도 약하게 된다. 콩, 과일, 채소, 견과, 씨앗에는 이미 충분한 아미노산이 있고, 이것이 체내에서 단백질이 된다. 고기는 우리 몸의 요산 수치를 크게 올릴 수 있다. 동물성 단백질 자체가 독소다. 고기에는 항생제, 페니실린, 성장 촉진제 등이 다량 들어 있다. 고기는 가급적 적게 먹어야 한다. 독소를 해독하는 데 막대한 에너지가 필요하기 때문이다. 고기 독소의 영향을 최소화하는 방법은 더 많은 양의 채소를 함께 먹는 것이다. 상추나 깻잎 7장에 고기 한 조각을 싸먹는 것도 좋은 방법이다. 육류업계, 식품업계, 제약업계, 의료업계는 고기를 더 먹어야 한다고 주장하면서 채소에는 비타민 B12가 없다고 하지만, 이는 거짓이다. 김과 해조류에는 비타민 B12가 충분히 들어 있다.

넷째, 저탄고지 미신이다.

저탄고지로 살이 빠지는 원리는 탄수화물을 먹지 않으면 인슐린이 분비되지 않고, 인슐린이 분비되지 않으면 혈액 속의 포도당이 세포 속에 들어가지 못하니 세포가 기아 상태가 된다. 기아 상태의 세포는 지방을 분해해 에너지로 바꾼다. 그래서 마르는 것이다. 그런데 이 지방대사에서 '케톤체'라는 강력한 산화물질이 만들어지는데, 산성화된 몸은 암이 생기기 쉬운 몸이 된다. 그래서 혈액이 산성화되고 산성화된 혈액을 중화하기 위해서 칼슘이 뼈에서 빠져나간다. 동물성 식품의 콜레스테롤은 혈관을 막는다. 또한 채소와 통곡물을 적게 먹어서 식이섬유가 부족하면 대변이 배출되지 않는다. 식이섬유는 몸속 노폐물과 독소를 흡착하는 중요한 물질이다. 그래서 저탄고지는 신체의 영양을 불균형하게 해 체중을 일시적으로 줄일 수는 있어도 건강을 함께 잃는 잘못된 다이어트 법이다. 인체를 비정상으로 만들지 말고 인체에 좋은 것을 주어야 한다. 고기를 충분히 먹을 수 있는 시기는 인류 역사상 최근 50년뿐이다. 좋은 탄수화물 덕에 인류는 지금껏 살아남은 것이다. 인간은 탄수화물을 주로 먹고, 가끔 고기도 먹을 수 있는 존재다.

다섯째, 칼로리 미신이다.

칼로리를 적게 먹으면 살이 빠진다는 잘못된 믿음이다. 우리의 목적은 건강하면서 잉여 지방이 사라지는 것이지, 체중 감소가 아니다. 초콜릿 500㎈와 오이의 500㎈는 부피도, 영양소도, 맛도, 만족감도 다르다. 모든 음식의 칼로리를 정밀하게 분석해서 계속 일일 필요 칼로리의 절반을 먹는다고 해서 건강하게 날씬해지지 않는다. 억눌린 욕구, 배고픈 다이어트는 반드시 실패한다. 개인의 의지력에 따라 하루가 될 수 있고, 열 달이 될 수 있을 뿐이다. 굶는 다이어트는 에너지를 쓰지 않는 절전형으로 내 몸을 만들기 때문에 위험하다.

건강한 다이어트를 위해서는 미량영양소(비타민, 미네랄, 효소, 피토케미컬, 식이섬유)가 많고, 좋은 3대 영양소(탄수화물, 단백질, 지방)를 먹어야 한다. 채소,

과일, 통곡물, 콩, 뿌리식물, 해조류, 깨, 버섯 등 1급 음식을 먹으면 미량 영양이 풍부하고 포만감을 느껴 고영양의 배부른 다이어트가 가능하다.

음식 중독

가공 식품, 공장 식품, 패스트푸드는 중독성이 있다. 음식 중독은 담배, 술, 마약 중독과 비슷하다. 현대인은 대부분 튀김, 고기, 치즈, 과자, 아이스크림, 떡볶이 등에 중독되어 있다. 이런 음식에는 강한 중독성이 있기 때문이다. 모든 식품회사는 소비자가 자신의 음식을 반복해서 사주기를 바란다. 그러기 위해서는 소비자를 중독시키는 것이 가장 쉽고, 유리하다. 그래서 식품회사는 소비자를 강력하게 중독시킬 수 있는 '지복점'을 철저하게 연구한다.

지복점(至福點)

지복점은 어떤 소비가 주는 만족도의 최대치, 즉 욕망이 충족된 상태를 말한다. 소비자가 어떤 음식을 먹었을 때 강렬한 쾌감을 느끼게 하는 방법이다. 이런 음식을 만들기 위해서 설탕과 소금, 기름을 섞고 이것을 담는 용기로 밀가루와 고기를 가장 흔하게 사용한다. 강력한 지복점을 찾기 위해서 식품회사는 연구에 연구를 거듭해 강력한 제품을 만들어낸다. 음식을 한번 먹으면 반드시 다시 생각나도록 하는 것이다. 이런 음식에는 과자, 치킨, 라면, 햄버거, 피자,

> 탕수육, 짜장면, 돈가스, 튀김 등이 있다. 쉽게 중독되어서 반복해서 먹게 되는데, **미량영양소**(비타민, 미네랄, 효소, 피토케미컬, 식이섬유)는 적고 칼로리만 높아서 살이 찌도록 하는 음식이다.

가공 식품회사, 공장 음식회사, 패스트푸드 회사의 목적은 한 가지다. 자신이 생산한 음식을 많이, 반복해서 팔고 그 음식의 유통기한이 길어서 상하지 않는 것이다. 그래서 그들은 음식에 방부제와 유화제, 착색제, MSG 등의 다양한 첨가제를 넣는다. 반복 구매를 위한 가장 좋은 방법은 소비자를 중독시키는 것이다. 설탕, 소금, 지방이 결합된 음식이나 패스트푸드를 먹으면, 인간의 뇌는 마약이나 술이나 담배에 중독된 뇌와 같은 부위가 반응한다.

식품회사는 어린이용 패스트푸드 해피밀을 만들고, 어린이 음료를 만들어서 설탕에 중독시킨다. 중독은 안전하고 지속적인 수입을 만들기 때문이다. 현대의 모든 어린이는 어렸을 때부터 청량음료, 햄, 소시지, 치킨, 튀김, 떡볶이, 피자, 햄버거, 핫도그, 라면, 빵, 중국음식을 먹는다. 이것들은 어른보다 아이들이 더 좋아하는 음식이다. 결국 99%가 이미 중독성이 강한 음식에 중독되었다고 할 수 있다. 그래서 반복적으로 먹게 되고, 비만, 고혈압, 지방간, 당뇨와 암이 급증하게 된다.

학교에서도, 가정에서도 바른 음식 섭취 방법을 알려주지 않는다. 과거의 주부는 자녀에게 자신이 직접 만든 건강한 음식을 먹였다. 하지만 이제는 맞벌이의 증가로 건강한 음식을 요리해 자녀에게 먹이는 주부의 비율이 급감하고 있다. 반면에 사서 먹는 음식과 배달 음식, 테이크아웃, 밀키트 등의 음식은 급증하고 있다. 냉동식품이나 인스턴트 음식을 데워 먹는 비율도 늘어나고 있다. 음식과 영양에 대한 지식은 부족하고 알려주는 사람도 없어서 기업의 중독성 식품에 많은 사람들이 점점 더 중독되어간다.

중독에서 벗어나기 위해서는 내 몸을 클렌징해야 한다. 클렌징(정화, 깨끗하게 함)하려면 단식을 하고, 깨끗하고 좋은 음식 먹기를 반복해야 한다.

음식 독소

음식 독소는 비만의 가장 큰 이유다. 체내 독소의 수준과 비만은 정 비례한다. 독소가 많을수록 복부비만이 심해지고, 독소가 빠지면 복부비만은 저절로 사라진다. 그래서 비만인은 적게 먹으려고 노력하지 말고 독을 최대한 먹지 않고, 이미 체내에 있는 독소를 빼내려고 노력해야 한다.

독소는 좁은 의미로는 중금속, 환경호르몬, 활성산소이고, 넓은 의미로는 식품첨가물, 보존제, 합성감미료, 항생제, 호르몬제, 대기오염, 밤낮이 바뀐 생활, 스트레스다. 식품첨가물의 종류는 1,500여 종이라고 한다.

독성이 있는 음식은 적게 먹고 배출에 힘을 써야 한다. 우리 몸은 독소가 들어오면 간과 신장에서 최선을 다해 해독하지만, 독소 양이 많거나 소화시켜야 할 음식이 많다면 일단 소화가 우선이기 때문에 독소를 지방과 수분에 담아서 복부에 보관한다. 소화기관이 쉴 때 독소를 분해해서 배출하려는 계획이다. 그런데 새로운 음식이나 새로운 독소가 계속 들어오면 소화를 우선해야 하기에 뱃살은 계속 늘어나게 된다. 그래서 과일, 채소, 콩, 통곡물 등 독소가 없는 깨끗한 음식을 주로 먹고, 고기와 녹말 음식을 섞어 먹지 않아서 완전 소화가 되도록 노력해야 한다.

'섞어 먹기 + 패스트푸드(공장음식, 가공 식품, 인스턴트식품) + 공장식 축산물 = 3중 독소'는 비만과 질병 증가의 원인이 된다. 독소를 제거하는 장기는 간과 신장이다. 간의 기능이 떨어지면(예를 들면, 지방간, 지방간염, 간경변, 간암) 떨어질수록 복부 비만이 된다. 배가 나온다는 것은 음식을 많이 먹었다는 의미가 되지만, 해독이 안 된다고 볼 수 있다. 왜냐하면 많이 먹어도 간 기능이 강력한 사람은 배가 나오지 않는다. 실제로 많이 먹어도 배가 나오지 않는 사람이 있다. 결론적으로 간이 건강해질수록 뱃살도 줄어든다. 뱃살이 나올수록 그 사람의 간은 건강하지 않다고 볼 수 있다. 간이 건강해지려면, 독이 없는 음식을 먹고, 몸에 있는 독을 배출해야 한다. 그러려면 내 몸이 소화에 적은 에너지를 쓰고, 대사에 많은 에너지를 사용할 수 있도록 배려해야 한다. 방법은 깨끗하고 소화가 잘되며 영양이 충분한 음식을 먹고, 식사와 식사 사이에 충분한 시간 간격을 두어야 한다.

몸에 들어오는 독(음식)의 양과 몸에서 생기는 독(세포의 찌꺼기)의 양이 몸에서 빠져나가는 독보다 많으면, 질병과 비만이 된다. 반대로 몸에 들어오는 독(음식)의 양과 몸에서 생기는 독(세포의 찌꺼기)의 양이 몸에서 빠져나가는 독보다 적으면 건강하고 날씬하게 된다. 그래서 간의 해독 능력이 중요하다. 독소가 더 이상 몸에 들어오지 않고, 체내의 독소가 더 빠르게 빠져나가면 간과 신장이 회복해서 기능이 향상되므로 지방이 더 빠르게 분해된다. 지방이 분해되면 지방 속의 수분과 독소가 함께 배출되면서 체중이 급감하게 되는 선순환이 생기는 것이다. 독을 더 이상 몸에 넣지 않고 몸속의 독을 배출하고, 몸에 깨끗한 영양을 공급하면서 적당한 운동을 하면 몸은 빠르게 회복된다. 오전에는 과일만 먹고 점심에는 현미 채식, 저녁에는 생채소나 생과일을 많이 먹고, 생식과 화식의 비율을 7:3으로 맞추면 독소는 더 빠르게 빠져나간다. 우선 음식으로 독을 제거해야 한다. 모든 질병의 원인은 독소다. 피가 오염되면 고혈압, 당뇨, 고지혈, 비만 등의 대사질환이 온다. 과식, 야식, 간식, 밀가루 음식, 튀김, 가공 식품, 육식, 유제품을 줄여야 한다.

인간이 비만하고 질병에 걸리는 이유는 '건강하지 않은 식단'을 '반복해서 끊임없이 계속 많이 먹기' 때문이다. 이렇게 되면 인체의 선천적인 능력인 세포와 기관의 재생활동이 멈추게 된다. 즉, 대사기관의 힘이 약해지고, 그 결과로 중요한 대사기능 중 하나인 해독이 멈추는 것이다. 몸에 독이 쌓이고, 독은 지방과 함께 복부에 누적된다. 점점 더 살이 찌고 면역력이 약해져서 질병에 취약한 몸이 된다.

　문제를 해결하는 방법은 반대로 하는 것이다. '깨끗하고 건강한 식단'을 '충분한 공복 시간을 갖고 가끔 소량을 먹는 것'이다. 이러면 대사기능이 활발해져서 신체의 재생 능력과 해독 능력이 살아난다. 그러면 날마다 새로운 세포와 기관으로 새롭게 태어나게 된다. 그리고 복부에 독소와 함께 축적된 지방이 해독되고 분해되기 시작한다. 그러면 독소가 배출되어 뱃살이 빠지고 날씬한 몸을 갖게 된다. 결국 '건강한 식단'을 '충분한 공복 시간'을 갖고 먹으면 늘 날씬하고 힘차고 건강하게 오래 살 수 있다. 원인이 파악되었고 문제를 해결하는 방법도 나왔다. 이제 구체적인 방법을 실천하면 된다.

마음 독소(스트레스)

　음식의 독소만큼 해를 끼치는 것이 마음의 독소다. 누구나 자신을 사랑하고, 세상에 감사할 때는 마음이 행복하고 평화롭다. 마음이 평화로울 때는 깨끗하고 건강한 식단을 지키기가 쉽다. 음식의 부족함과 충분함을 느끼기도 쉽다. 하지만 어느 날 마음이 지치고, 무너지고, 괴롭고, 외롭고, 힘들 때는 나도 모르게 술과 담배를 찾을 수도 있고, 몸에 나쁜 자극적인 음식을 실컷 먹을 수도 있다. 스트레스성 폭식이다. 신경이 곤두섰을 때 아주 맵거나 맛이 강한 음식이나 술을 먹으면 신경이 안정되는 효과가 있기 때문이다. 스트레스로 울화독이 쌓이면 순환장애가 나타나고, 거기에 과음, 과식, 폭식, 음주, 흡연을 하면 독소가 대폭 증가하게 된다. 다이어트에 성공하려면 자신의 마음을 다스리고 평안을 찾아야 한다. 심리 치료가 되지 않으면 다이어트에 성공하기 어렵다. 심호흡하고 명상하는 것도 좋은 방법이다. 누군가 미워하는 사람이 있다면, 그 원인을 찾아서 반드시 해결해야 한다. 음식의 독소보다 마음의 독이 훨씬 강력한 독이다. 용서와 사랑과 감사가 답이다. 내가 이미 엄청난 사랑을 받은 존재이고, 내가 엄청난 용서를 받은 존재임을 알게 되면 용서하지 못할 사람은 없다.

대사 장애(간)

살이 찐 사람이 그렇지 않은 사람보다 더 많이 먹을까? 그렇지 않다. 적게 먹어도 살이 찌는 사람이 있는 반면, 많이 먹는데도 날씬한 사람도 있다. 먹어도 살이 찌지 않는 체질적으로 날씬한 사람은 전체의 10% 정도다. 음식을 조절하고 운동을 해서 적정 체중을 유지하는 사람은 25% 정도다. 나머지 65%는 과체중이거나 비만인 사람이다. 적게 먹어도 살이 찌는 65%의 특징은 대사에 칼로리를 더 적게 소비한다는 것이다. 즉, 지방을 분해하고 독소를 배출하는 능력이 떨어진다. 이유는 간이 제 기능을 발휘하지 못하는 것이다.

과체중이 되면 간에도 지방이 많이 쌓인다. 지방간이 되면 간의 기능이 저하된다. 지방간이 심해지면 간경변이 되고, 간경변이 심해지면 간암이 된다. 그러면 간의 지방을 제거하고, 지방간을 고치는 방법은 무엇일까? 지방간을 고치는 방법은 공복 시간을 늘리는 것이다. 음식을 섭취하면 그 에너지가 지방과 간에 쌓인다. 음식 섭취를 2~3시간 간격으로 계속하면 간의 지방을 사용하지 못하고, 오히려 간에 지방이 더 쌓인다. 하지만 16:8이나 18:6의 1일 2식을 하면, 16시간에서 18시간 동안 간의 지방을 소비할 수 있다. 하루 1끼만 먹는 날은 23시간 정도 간이 쉴 수 있다. 이때 간에 과하게 저장된 지방이 사라지는 것이다.

이렇게 간이 쉬게 되면 간의 기능이 회복되고, 더 많은 지방과 독을 제거할 수 있다. 선순환이 이루어지는 것이다. 건강을 위해서는 간헐적 단식과 저지방 자연식물식을 하면서 이것을 습관화하면 된다. 이것이 최고의 건강법이다.

공복 12시간이 지나면 몸은 간의 지방을 태우기 시작한다. 필자는 지방간을 고치려고 유명한 약, 한약, 음식 등을 먹었지만 소용이 없었다. 최고의 지방간 치료법은 12시간 이상의 공복이다. 16:8 간헐적 단식을 하면 4시간 동안 간의 지방이 타고, 18:6 간헐적 단식을 하면 6시간 동안 간의 지방이 탄다. 신체에 무리를 주지 않고 누구나 가능한 금식은 최대 48~72시간이다. 금식 당일 전후에 1일 1식을 하면, 일주일에 하루나 이틀만 금식해도 48~72시간의 금식이 가능하다. 그러면 48~72시간 동안 간에 과포함된 지방을 활활 태울 수 있고, 지방간에서 해방될 수 있다. 48~72시간의 금식을 반복하면 지방간은 사라진다. 일주일에 하루를 굶는 48시간의 금식을 1주 1회 하거나 72시간의 금식을 월 1~2회 하면 지방간은 반드시 사라진다.

자연식 vs 채식, 생식 vs 화식

종교적인 이유로 채식을 하는 사람도 있고, 건강을 이유로 채식하는 사람도 있다. 그런데 채식을 하지만 건강하지 못한 사람들이 있다. 채식해도 비만하거나 만성병에 걸리는 사람도 많다. 이유는 무엇일까? 자연식과 채식은 동물성 식품을 먹지 않는다는 공통점이 있지만, 먹는 방법이 다르다. 자연식은 70% 이상 생채식을 한다. 열을 가한 음식도 튀기거나 볶거나 직화구이를 선택하지 않는다. 주로 데치거나 찌거나 삶는 방식을 많이 사용한다. 그래서 고기도 수육처럼 삶은 고기가 가장 인체에 덜 해롭다. 고기를 기름을 사용해 튀기거나 볶으면 독성물질인 트랜스 지방이 발생하고, 동물성 식품에 불꽃이 닿으면 검게 탄 부위에 독성 발암 물질 (벤조피렌, 아크릴아마이드)이 생기기 때문이다. 아크릴아마이드는 채소를 튀기거나 볶거나 할 때도 생긴다. 특히 해로운 것은 감자튀김과 감자칩이다.

채식에는 가공된 음식이 포함된다. 감자튀김, 채소튀김, 식물성 기름 (식용유) 등 해로운 음식들이 포함되어 있기 때문에 채식을 해도 건강을 해칠 수 있다. 그래서 가장 건강한 채식은 자연식물식이고, 채소와 과일을 70% 이상 생으로 먹는 로푸드(raw food)가 가장 이상적이다.

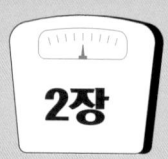

바른 다이어트의 방해자, 훼방꾼 분석

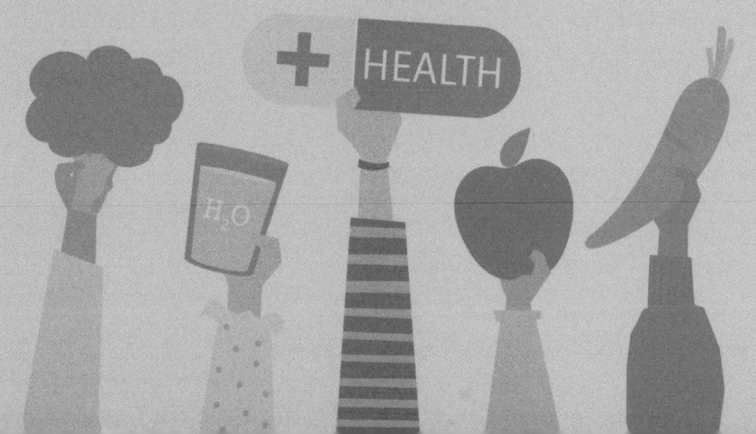

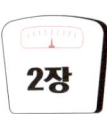

2장
바른 다이어트의 방해자, 훼방꾼 분석

왜 거짓 정보가 넘쳐날까?

다이어트의 종류는 2만 7,000개에서 3만 개라고 한다. 다이어트 5년 성공률은 1% 미만이라는 이야기가 있다. 정보의 홍수시대에 바른 다이어트 방법이 알려지지 않은 이유는 무엇일까? 현재 언론과 여론은 비만의 원인을 많이 먹고 운동을 하지 않아서라고 정의한다. 즉, 개인의 잘못이라는 의미다. 그래서 식욕억제제와 헬스클럽이 성행하고 있다. 그런데 많이 먹고, 식욕이 증가한 이유는 중독성 음식 때문이다. 운동은 몸매를 만들어주는 역할을 한다. 운동으로만 살을 빼는 것은 굉장히 어렵다. 실제로 다이어트는 운동이 1할이고, 음식이 9할이라는 내용의 책도 있다.

인간을 중독시켜서 더 먹게 만드는 식품 산업은 자신의 음모가 드러나지 않기를 바란다. 그래서 개인의 의지력 부족으로 치부하는 것이다. 아니 적극적으로 거짓 정보를 흘려서 대중을 혼란시킨다. 그래서 다이어트에는 거짓 정보가 넘쳐나는 것이다. 우리에게 광고로 거짓 정보를 흘리는 기업은 광고에 천문학적인 돈을 쏟아붓고 있다.

상업자본주의

건강과 다이어트에 대한 바른 정보를 차단하고, 자신에게 유리한 거짓 정보를 주입하는 세력이 있다. 그래서 많은 사람들이 다이어트에 실패하고, 잘못된 다이어트에 빠지는 것이다. 현대는 더 먹기를 권하는 사회다. 그것이 돈 버는 '비즈니스'이기 때문이다. 당신이 더 먹기를 바라는 자들은 공장식의 대량 목축업자, 낙농업자, 패스트푸드 회사, 육가공업자, 가공 식품업자, 제약업자(건강보조 식품회사), 의료업계, 언론(광고), 정치가들 등이다. 이들은 이익단체다. 당연히 공익보다는 자신과 조직의 이익을 최우선시한다. 이들은 자신의 이익을 위해서 바른 정보를 차단하고, 영양 정보를 자신에게 유리하도록 약간 왜곡한다. 그래서 소비자는 헷갈릴 수밖에 없다. 그래서 소비자는 바른 정보를 차단당한다. 인간은 이성적이기보다 감성적이기에 건강하고 날씬하고 예쁜 모델이 햄버거와 콜라를 먹으면, 이성이 마비되어 자신이 비만하게 되고 건강을 해칠 그 음식을 먹게 된다. TV 광고주는 가장 배고픔을 느낄 시간에 CF를 내보낸다.

광고를 본 시청자는 배달 음식을 시키게 된다.

 좋은 일을 하면서 돈을 버는 것이 가장 좋지만, 나쁜 일인데 돈이 될 때는 대부분이 잠깐 갈등하다가 자신의 이익을 선택하게 된다. 과거에는 담배의 해악을 알지 못해 의사를 모델로 기용한 광고도 있었다. 현재는 담배의 해악을 소비자가 알기에 그런 일은 없다. 결국 소비자가 깨달아야 언론이 바뀌고 회사가 바뀐다. 소비자가 특정 물건을 사지 않으면 제조사는 바뀌기 때문이다. 소비자가 계몽되는 것이 가장 중요하다. 소비자가 건강한 음식에 돈을 쓰면, 식품회사는 건강한 음식을 만든다. 필자가 이 책을 쓰는 이유도 소비자가 계몽되기를 바라기 때문이다.
 우리가 사는 세상은 자본주의 세상이다. 자본주의가 나쁜 것은 아니다. 하지만 내가 돈을 벌기 위해서는 불법이 아니라면 편법을 이용할 수 있고, 양심에 거리끼는 일도 당연히 하는 사람도 존재할 수 있다.

 패스트푸드 회사가 광고하면 언론사가 돈을 번다. 광고를 보고 패스트푸드를 소비자가 사 먹으면, 패스트푸드 회사가 돈을 번다. 패스트푸드를 먹고 소비자가 비만과 병에 걸리면 병원이 돈을 번다. 비만한 사람이 헬스클럽에 가면 헬스클럽이 돈을 벌고, 살 빠지는 약을 사면 제약사(건강보조 식품회사)가 돈을 번다. 병원에서 환자에게 약을 처방하면 제약사가 돈을 번다. 환자가 많이 아프면 요양원이 돈을 벌고, 환자가 죽으면 장례식장이 돈을 번다. 이것이 상업자본주의의 순환구조다.

여기서 중요한 것은 바른 정보와 공포 마케팅 및 선택의 자유다. 그러려면 사고의 능력도 필요하다. 어떤 성분이 좋고 나쁨에 대해 바른 정보를 언론사가 알려야 한다. 하지만 식품회사의 눈치를 본다. 언론사의 고객은 구독자나 시청자가 아니라 광고주이기 때문이다. 광고주에게 해가 되는 정보를 제공하기 어렵다. 콜라 광고로 수억 원이 들어오는데, 방송국이 콜라가 해롭다는 뉴스를 내보내기 어렵다.

한국의 병원에서는 의사가 환자에게 남은 수명을 이야기한다. 병원에서는 공포 마케팅을 해서는 안 된다. 당신은 수술하지 않으면, 강력한 치료를 하지 않으면 '몇 달밖에 못 산다'라는 신급의 예언을 하는 것이 바로 공포 마케팅이다. 1년밖에 살지 못한다는 선고를 받으면, 환자는 의사의 말에 무조건 순종하게 된다. 이때 의사는 비싼 검사나 비싼 치료를 권할 수도 있다.

개인은 선택을 할 때 자신의 주관과 바른 정보가 있어야 한다. 그러려면 스스로 공부하고 정보를 찾는 노력을 해야 한다. 식품회사는 소비자가 영양 지식이 없기를 바란다. 병원과 제약사는 환자가 병의 원인을 모르길 바란다. 이미 1급 발암 물질과 만성병의 원인은 '가공 음식'이라는 것이 판명이 났다. 하지만 병원과 제약사는 병의 원인은 알 수 없고, DNA와 부모의 유전이 원인일 거라고 얼버무리면서 각종 고가의 검사만을 권하는 경우가 많이 있다. DNA가 문제라면 1970년대와 현대의 사망

원인은 같아야 한다.

식품회사

현재 식품회사는 엄청난 양의 제품을 생산하고 있다. 돈을 벌어야 하기 때문에 대량생산하고, 광고를 통해 대량 판매하기를 반복한다. 식품회사는 원가를 줄이기 위해서 각종 첨가물을 넣는다. 유전자를 조작한 GMO 작물을 사용한다. 맛을 높이기 위해서 향미 증진제, MSG를 넣는다. 유통기한을 늘리기 위해서 방부제를 넣는다. 식품회사의 목적은 소비자의 건강보다는 판매율의 증가다. 맛을 위해서 대부분의 가공 식품은 각종 화학 첨가물과 기름, 밀가루와 소금 및 설탕을 섞는데, 이것을 먹으면 몸이 망가지게 된다. 경쟁사보다 더 높은 매출을 올려야 하니 해마다 더 나쁜 음식이 된다. 회사가 돈을 벌기 위해서 양심을 버리는 것이다.

채소, 과일, 통곡물을 먹으면 영양과 수분과 식이섬유로 인해 몸속의 독소와 염분과 지방이 배출된다. 건강한 다이어트로 몸이 정화가 되면 식품회사의 음식을 일주일에 한두 번 먹을 수는 있다. 하지만 몸이 정화되면 별로 먹고 싶어지지 않을 것이다. 정화된 몸은 독소음식을 스스로 거부한다. 역한 냄새가 느껴지고 구역질이 나기 때문이다.

제약회사

약은 주로 원인이 아닌 증상을 없앤다. 모든 약은 독성이 있고 부작용이 있다. 가급적 약을 줄이고 나쁜 음식을 좋은 음식으로 바꿔야 한다. 제약사는 환자가 완치되는 것보다 환자가 자사의 약을 평생 복용하기를 바란다. 대사질환이 늘어날수록 제약회사는 돈을 버는 구조다. 환자는 고혈압, 당뇨, 고지혈증 약을 평생 먹어야 하기 때문이다. 약은 원인 치료가 안 되고 증상만 감춘다. 하지만 음식을 바꾸면 원인이 제거되고, 완치가 가능하다.

모든 배후에는 제약회사가 있다. 농업에 사용되는 농약과 제초제, 식품회사의 식품첨가물, 축산업계의 항생제와 호르몬제, 건강보조식품회사의 화학비타민, 의료에 사용되는 각종 약품을 만드는 곳은 모두 제약회사다. 나쁜 식품의 생산과 제조, 질병의 치료에 모두 제약회사가 관여되어 있다. '병 주고 약 주고'라는 속담은 현실이다.

감기는 병이 아니다. 감기는 몸의 해독 과정이다. 몸에 일정 수준 이상의 독소가 쌓이면 몸에서는 기침이 나오고, 콧물이 나오며 열이 나고, 몸살이 나며, 밥맛이 없어진다. 그때 식사를 하지 않고 침대에 누워서 쉬면 소화에 쓰일 에너지가 대사에 쓰이면서 몸속의 독소를 배출한다. 그런데 감기약은 콧물을 멈추게 하며, 기침을 멈추게 하고, 열을 내리게 한다. 몸의 독소 배출을 막는 것이다. '감기는 약을 먹으면 사흘, 약을 안 먹으면 3일'이라는 이야기가 있다. 감기약은 효과가 없다. 하지만 많이 팔린다. 그것이 감기약을 만드는 이유다.

의료(병원)

비만과 질병의 원인은 음식이 가장 큰 부분을 차지한다. 인류가 과일, 채소, 콩, 통곡물만 먹으면 병원은 큰돈을 벌 수 없다. 그래서 병원은 환자에게 음식 지도를 하지 않는다. 하지만 의사들이 공부하면서 대사질환을 고치는 방법은 수술과 약이 아닌, 음식이라는 것을 깨닫는 경우가 있다. 이것을 깨달은 양심적인 의사들이 있다. 채식을 강조하는 책을 쓴 의사만 해도 한국에 임동규, 전홍준, 황성수, 황성주, 이시형, 이의철, 베지닥터(의사단체) 등이 있고, 미국에는 하비 다이아몬드(Harvey Diamond), 더글라스 그라함(Douglas Graham), 콜드웰 에셀스틴(Caldwell B. Esselstyn, Jr., M.D.), 존 맥두걸(John A. McDougall), 콜린 캠벨(T. Colin Campbell, Ph. D.), 조엘 펄먼(Joel Fuhrman) 등이 있다. 일본에는 나구모 요시노리(南雲吉則), 니시 가츠조(西勝造)가 있고, 독일에는 막스 거슨(Max B. Gerson) 등이 있다. 이들의 공통점은 모두 존경받는 의사이며, 명망이 높고 신뢰할 수 있는 의사라는 것이지만, 결국 대형병원에서는 나와야 했다는 것이다.

대형병원에서는 이들을 용납할 수가 없다. 이들의 치료법은 대형병원에 큰돈이 되지 않기 때문이다. 이들이 항암 치료, 암 수술과 위 절제술, 방사선 치료, 간이식 수술, 스텐트 시술 등을 하면 환자로부터 큰돈을 벌 수 있는데, 환자에게 고작 과일, 채소, 통곡물, 콩 등을 먹으라고 말하면 푼돈밖에 안 되는 진료비만 받을 수 있기 때문이다. 그러면 그들은 적자가 나고 파산하게 될 것이다. 그래서 병원과 의료기관은 진실이 밝혀지길 바라지 않고, 그런 의사가 더 나오기를 바라지도 않는다. 병원과 의료기관은 상업자본주의의 목적대로 큰돈을 버는 것을 최우선 목적으로 한다. 하지만 이것은 환자의 건강을 최우선으로 해야 하는 원칙에 위배된다. 미국의 요양병원이 돈을 벌려면 환자가 많이 아파야 하고, 건강이 회복되어 퇴원하면 안 되고, 죽으면 안 된다고 한다. 환자가 건강이 회복되지 않은 상태로 오래 사는 것이 병원에는 이익이라는 것이다.

의사

의사는 아픈 사람에게 도움을 주는 좋은 사람이고 숭고한 직업이다. 의사들은 병과 치료법에 대해서 해박하기에 어떤 병에 어떤 약과 수술을 할지를 잘 안다. 하지만 건강과 영양에 대해서는 잘 모른다. 인체는 인체의 자연치유 시스템에 의해 건강을 회복한다. 건강과 영양에 대해서 잘 모르는 의사는 진짜 치유의 열쇠인 인체의 자연치유 시스템을 파괴하는 치료행위를 할 수도 있다.

의사는 환자에게 건강한 자연 음식을 지도하기보다는 약과 수술을 권한다. 약을 팔고 수술을 해야 의료시스템은 돈을 벌 수 있기 때문이다. 대형 병원에서 진급하려면 이익이 많은 약을 처방하고 수술을 많이 해야 한다. 병원과 의료기관에 돈을 많이 벌어주어야 더 높은 직위로 올라갈 수 있다. 당연한 이야기다. 의사들이 의대에서 배우는 교육 내용에는 영양학 수업이 거의 없다. 의사는 음식과 영양에 대해 교육받지 않는다. TV의 수많은 건강 프로그램을 보면, 많은 의사들이 복잡한 전문 용어를 쓰면서 영양에 대해 이야기하지만, 그들은 수업 시간에 그런 정보를 접한 적이 없다. 의사가 된 후에 공부한 것이고, 수많은 검증된 논문을 개인적으로 읽어서 깨닫게 된 것이다.

필자의 아버지와 형과 매제가 의사다. 하지만 영양에 대해서 잘 모른다. 과거에 이들은 국가고시를 볼 때 호텔에서 며칠간 공부했는데, 그 호텔비용을 지불한 것은 제약회사였다. 제약회사는 자신의 약을 팔기 위해서 많은 의사에게 상품권을 뿌리고 골프 예약을 해주었다. 물론 과거에 그랬다는 것이고, 현재는 모른다. 의사는 히포크라테스 선서를 하지만, 결국 본인의 이익을 우선시할 수 밖에 없다. 병원을 시작할 때 많은 빚이 생기기 때문이다. 그래서 그들과 그들의 치료법을 이해는 한다. 하지만 나쁜 것은 공포 마케팅이다. 한국에서 의사는 가장 신뢰도가 높은 직업이고, 대부분이 그들을 존경한다. 그래서 의사 뒤에 '선생님'이라는 존칭을 붙인다. 국회의원 선생님, 목사 선생님, 변호사 선생님, 사장 선생님이라는 말은 없다. 그런데 유독 의사에게는 의사 선생님이라는 호칭이 자연스럽다. 존경받는 직업이기 때문이다. 문제는 의사 선생님들이 환자에게 3개월, 6개월, 1년이라는 선고를 하는 경우가 있다는 것이다. 이것이 공포 마케팅이 될 수 있다. 나는 공포 마케팅을 매우 나쁘게 본다. 환자는 두려움에 자신의 판단이 아닌, 시키는 대로 할 수밖에 없기 때문이다. 간암과 위암으로 돌아가신 나의 장인어른도 의사 선생님으로부터 6개월 선고를 받으시고 3년 넘게 강력한 항암제를 드시며 투병하시다가 결국 소천하셨다.

나는 자연식과 자연생활을 추천했었으나 교장 선생님으로 은퇴하신 장인어른은 의사 선생님에게 충격적인 '시한부 선고'를 받은 후, 전적으로 의사가 시키는 대로 따르실 수밖에 없으셨다. 환자에게 치료 방법의 선택의 여지를 주지 못하는 것은 참으로 안타까운 일이다. 병원과 의료 기관이 바라는 것은 많은 사람이 만성질환에 걸려서 비싼 진단비와 검사비를 내고, 죽기 전까지 대량의 약을 먹고 수술하고, 재발하고 재수술을 하는 것일지도 모른다. 결국 환자가 죽게 되면 그 대형병원의 장례식장을 이용하게 된다. 가쓰 데이비스(Garth Davis)라는 의사는 위 우회술로 많은 사람을 날씬하게 도와주었지만, 1~2년 후 환자들은 다시 체중이 늘었다. 시간이 지나자 먹는 양이 늘고 위가 다시 커졌기 때문이다. 그는 엄청난 돈을 버는 위 우회술 수술을 포기하고, 음식을 바꾸라는 조언을 하는 의사로 바뀌었다. 자신도 엄청난 비만 의사에서 음식을 바꾸고 날씬해졌기 때문이다. 하지만 이런 양심의사는 극히 드물다. 치과의사는 충치를 치료하는 전문가이지, 충치를 예방하는 전문가가 아니기 때문이다. 충치를 예방하는 법을 알려서 충치가 사라지는 세상이 되면 치과의사는 파산한다. 치료의 효과는 음식, 약, 수술의 순서이지만 병원의 이익은 수술, 약, 음식이다. 환자와 의사는 서로 목적이 다르다.

언론

언론사의 고객은 시청자나 구독자가 아니다. 언론사의 고객은 광고주다. 그래서 언론은 사실을 그대로 보도하지 못한다. 여론은 신문과 뉴스 등의 언론에 의해서 만들어지는데, 상업자본주의에 의해 진실이 가려지거나 왜곡된다. 언론사는 광고주인 낙농, 축산, 제약, 의료, 가공 식품, 패스트푸드, 건강보조식품 회사의 눈치를 보게 되고, 광고주가 좋아하는 기사를 쓰게 된다. 현재 언론의 가장 큰 거짓 정보는 단백질이다. 단백질을 많이 먹어야 건강하고, 살이 빠진다는 거짓말을 하고 있다. 그래서 많은 사람들이 단백질을 중요하게 생각한다. 미국의 1950년 이전과 한국의 1970년 이전에는 동물성 단백질 없어도 모두가 건강했고, 고혈압, 당뇨, 비만, 암이 없었다. 언론의 거짓 정보로 누가 돈을 벌까? 축산업, 낙농업, 양계업, 유제품, 치킨 프랜차이즈, 가공 식품, 건강보조 식품회사 등이 돈을 번다.

정치권 – 맥거번 리포트

정치권은 표에 타협하는 경우가 있다. 1970년에 들어서면서 미국에는 심장병, 암, 고혈압, 당뇨병, 정신병, 비만 환자의 수가 급증하게 되었다. 이대로 지속되면 미국이 망할 수 있다는 위기감을 느끼고 대책을 강구하고자 1973년에 미 국회 상원에 '영양의료문제 특별위원회'가 설치되었다. 조지 맥거번(George Stanley McGovern) 상원의원을 위원장으로 해서 찰스 퍼시(Charles Percy Snow), 에드워드 케네디(Edward Kennedy) 등의 세계 최고의 학자 300여 명이 동원되었다. 이 위원회는 세계 각국의 식품과 질병의 상관관계를 철저하게 비교 분석했다. 조사기간은 1973~1977년까지 3년간이다. 보고서는 5,000페이지에 달하는 분량이었다. 엄청난 재정이 투입되었다.

미국 상원위원의 영양의료문제 특별위원회는 방대한 연구 자료를 통해 동물성 식품의 섭취를 줄이고, 식물성 식품의 섭취를 늘려야 한다는 보고서를 만들고 발표했다. 심장병, 암, 뇌졸중, 당뇨병, 간경화, 동맥경화, 치질, 맹장염, 담석의 원인은 그릇된 식사 때문이고, 이 병들을 예방하고 치료하려면 이 병들이 없었던 20세기 초의 식사로 돌아가야 한다는 것이 보고서의 결론이었다.

그러나 이 보고서로 식품업계, 축산업계, 낙농업계, 양계업계 등에 분노를 사게 되어 그들의 맹렬한 반대로 인해 1980년 상원위원인 조지 맥거번은 결국 다음번 선거에서 의원직을 상실하게 된다. 영양의료문제 특별위원회가 양계, 축산, 낙농, 식품업계의 막강한 영향 아래에 있어서 생긴 일이다. 그들은 고기, 생선, 우유, 달걀, 유제품이 암의 원인이라는 이야기를 끔찍하게 싫어한다. 세계 초강대국 미국도 식품업계, 축산업계, 낙농업계, 양계업계 등의 막강한 힘에 굴복해 동물성 식품의 섭취를 줄이고, 식물성 식품의 섭취를 늘려야 한다는 보고서가 폐기되었다. 병의 원인은 식품이고, 자연식으로 식사를 개선하면 병이 낫는다는 진리는 묻히게 되었다. 동물성 식품을 적게 먹고 채소를 많이 먹으면 양계, 축산, 낙농, 식품기업의 매출은 급감하고, 만성병 환자도 급감해 결국 의료계의 매출도 급감하기 때문이다.

1,000조의 국방비를 쓰는 미국의 식품 산업의 규모는 국방비의 10배이고, 미국은 로비스트가 합법인 나라다. 정치인은 표를 가장 중요하게 생각한다. 좋은 정책이라도 유권자가 싫어하면 그 정책을 추진할 수 없다. 다음번 선거에서 낙선하기 때문이다. 결국 소비자가 똑똑해져야 세상이 바뀐다. 과거에는 미국에서 담배가 좋다고 주장하는 의사도 많았다. 의사가 담배 광고를 찍었고, 비행기와 버스에서도 담배를 피웠다. 결국 소비자가 똑똑해져야 정치권도 바뀌게 되는 것이다.

비만과 다이어트 비즈니스 악순환도

> 축산업계가 단백질이 중요하다고 광고(언론사 수익 증가) =〉 소비자의 동물성 단백질 섭취 증가(식품업계, 축산업계, 낙농업계, 양계업계 수익 증가) =〉 고혈압, 당뇨, 비만 환자 증가 =〉 병원 진찰, 검사, 수술, 약 처방(병원, 의사, 제약사 수익 증가) =〉 살을 빼기 위해 헬스클럽 등록(헬스클럽 수익 증가) =〉 건강과 살을 빼기 위해서 건강보조 식품 구입(건강보조식품 회사 수익 증가 = 제약사) =〉 살을 빼기 위해서 단백질 더 섭취(축산업자 수익 증가) =〉 사망(장례식장 수익 증가, 장례식장 = 병원)

결론은 더 비만해진다. 더 건강이 악화된다. 더 혈관이 막힌다. 결국은 사망한다. 하지만 축산업, 낙농업, 언론사, 패스트푸드점, 병원, 의사, 제약사, 헬스클럽, 건강보조식품 회사, 장례식장은 비만으로 인해 영원히 돈을 번다. 반면에 지식이 없는 소비자는 비만해지고 아프고 가난해지고 수명이 짧아진다.

비만과 다이어트 비즈니스 선순환도

> 축산업계가 단백질이 중요하다고 광고(언론사 수익 증가) =〉 소비자의 동물성 단백질 섭취증가(식품업계, 축산업계, 낙농업계, 양계업계 수익 증가) =〉 고혈압, 당뇨, 비만 환자가 급증 =〉 소비자가 정신 차리고 영양과 건강에 대해 공부를 시작 =〉

> 소비자가 채소, 과일, 통곡물로 음식 변화(채소, 과일, 통곡물의 소비 증가) => 소비자의 음식의 중요도가 맛에서 건강으로 바뀜 => 소비자가 건강한 식품만 소비 => 식품업자는 돈을 벌기 위해서 스스로 첨가물을 줄이고, 축산업자는 항생제와 호르몬제를 쓰지 않은 건강한 고기를 만들고, 농산업자는 유기농으로 재배한 식품을 늘림 => 국민 전체가 건강

국민이 비만해야 돈을 버는 곳인 병원, 의사, 약사, 제약회사, 수산업자, 낙농업자, 축산업자, 가공 식품회사, 패스트푸드회사, 언론사, 헬스클럽, 장례식장은 자신에게 유리한 광고와 뉴스와 주장을 계속할 것이다.

다시 정리한다. 고혈압, 당뇨, 지방간, 비만의 원인인 음식과 생활습관을 바꾸면 고혈압, 당뇨, 지방간, 비만이 완치된다. 채소, 과일, 통곡물로 식단을 바꾸면 식비도 절약되고, 더불어 막대한 의료비가 감소한다. 날씬하고 건강하고 수명도 길어진다. 종일 에너지가 넘친다. 그렇게 되려면 상업자본주의의 영향을 받은 정보를 걸러낼 수 있는 지혜가 있어야 한다. 그러려면 공부가 필요하다. 책, 네이버, 유튜브에는 이미 정보가 넘쳐난다. 하지만 바른 정보와 거짓 정보가 뒤섞여 있다. 즉, 바른 정보를 걸러낼 지혜가 필요하다.

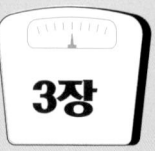

3장

건강하고 날씬한 지역의 음식물 분석

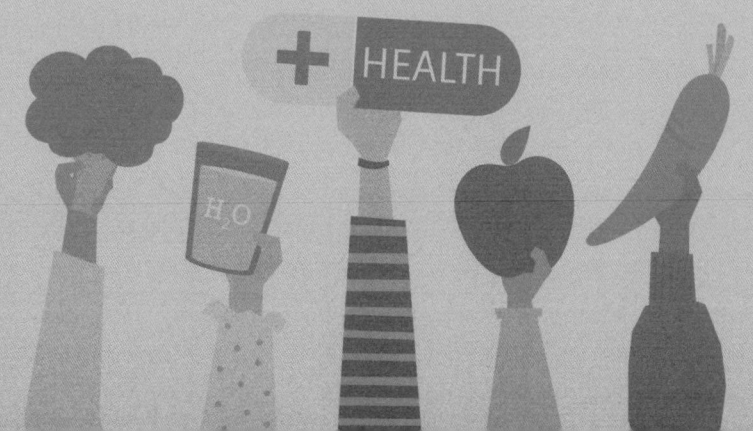

3장
건강하고 날씬한 지역의 음식물 분석

차이나 스터디

콜린 캠벨(T. Colin Campbell)과 토마스 캠벨(Thomas M. Campbell II)의 역작인 《차이나 스터디》의 한국어 제목은 《무엇을 먹을 것인가》이다. 이들이 10년간 연구한 내용은 역학조사의 그랑프리라고 격찬을 받았다. 중국의 내륙지방의 농촌 사람과 해안지역 대도시 사람의 음식과 건강의 상관관계를 밝혔다. 수억 명이 같은 신체조건을 가졌지만, 채소와 통곡물 위주의 식사를 하는 가난한 내륙 사람은 혈관병과 당뇨병, 비만이 없었다. 하지만 기름진 서구식을 많이 먹는 부자 대도시 해안 사람은 혈관병과 당뇨병, 비만이 많았다. 질병은 DNA나 체질의 문제가 아니라 음식의 문제임이 밝혀졌다. 해법은 서구식이 들어오기 이전의 1970년대 이전의 삶과 음식으로 돌아가는 것이다.

블루존

《블루존》은 오지 탐험가이자 저널리스트인 댄 뷰트너(Dan Buettner)가 세계 최고의 장수마을을 직접 방문해서 장수비결을 연구하고 쓴 책이다. 《블루존》은 건강하게 100세 이상 장수하는 사람들이 유난히 많이 모여 사는 지역을 지칭한다. 그는 샤르데냐, 오키나와, 로마린다, 니코야 등을 방문했다. 장수인의 식사와 생활습관을 연구한 결과는 동일했다. 결국 기름진 서구식이 들어오기 이전의 '1970년대 이전의 삶과 음식'으로 돌아가면 더 건강하고 더 날씬할 수 있다는 것이다.

오키나와 프로그램

《오키나와 프로그램》은 세계적인 장수촌인 오키나와의 건강법을 조사한 책이다. 오키나와는 세계적인 장수 지역이다. 그들의 주식은 고구마였다. 전체 칼로리의 7%만을 단백질에서 얻었다. 채식을 주로 하고, 고기는 한 달에 1~2번 먹을 뿐이었다. 이들은 암, 당뇨, 알츠하이머 없이 90~100세를 살았다.

오키나와의 노인들은 식사를 시작할 때 '하라 하치 부(はらはちぶ)'를

외친다. 이것은 배의 80%만 차게 먹는다는 의미다. 배부르지 않게 배의 80%만 채우는 것은 좋은 식사법이다. 소식은 장수와 밀접한 관계가 있다.

또한 이들은 '이키가이(生き甲斐)'를 중요하게 생각한다. '이키가이'란 일본말로 '생명과 목적'이라는 의미다. 존재 이유와 같은 의미로 볼 수가 있다. 오키나와 장수인들은 텃밭을 가꾸고 손주를 돌보면서 자신의 '이키가이'를 생각한다. 삶이 의미가 있으면 장수의 목적이 생기는 것이다. 하지만 이것은 노인들의 이야기다. 현재의 오키나와는 미군이 들어오면서 서구식 식단이 크게 늘었다. 오키나와는 스테이크와 햄버거, 라멘과 초밥이 유명하다. 스팸이 주로 사용되는 무스비도 꽤 유명하다. 돼지고기가 많이 들어간 소바도 유명하다. 기름진 서구 식단이 들어오면서 패스트푸드를 즐기는 젊은 층의 수명이 단축되었다. 오키나와는 이제 장수 지역에서 제외될 것이다. 패스트푸드와 패밀리 레스토랑 덕분에 이미 40대의 절반이 비만과 당뇨의 위험에 처해 있다.

하와이 원주민

존 맥두걸(John A. McDougall)은 세계적인 베스트셀러 《어느 채식 의사의 고백》과 《자연식물식》의 저자다. 기름진 음식 때문에 18세에 중풍에 걸렸던 미국의 의학박사 존 맥두걸은 1970년대에 하와이 농장에서 5,000

명을 진료했다. 하와이 농장의 노동자는 한국인, 중국인, 일본인이었는데 그들 중 1세대는 자신들의 고향에서 주로 먹었던 곡물과 채소 위주의 전통식을 먹었고, 90세까지 건강했다. 2세대는 전통식과 미국식 기름진 식사를 둘 다 해서 1세대보다 건강이 나빴고, 3세대는 전통식은 거의 먹지 않고 미국식 기름진 식사만 해서 비만과 성인병에 시달리게 되었다. 이것은 하와이뿐만 아니라 전 세계에서 공통으로 일어나는 일이다. 맥두걸이 18세에 중풍에 걸린 것은 수시로 우유를 마시고 달걀, 베이컨, 마요네즈가 듬뿍 들어간 샌드위치, 스테이크와 닭고기를 많이 먹었기 때문이다. 이에 환자들에게 고기, 생선, 우유, 달걀, 유제품, 가공 식품, 공장 식품, 패스트푸드를 끊게 하고 과일, 채소, 통곡물, 콩을 먹이자 모두 건강이 회복되었다.

한국의 과거

1970년 이전의 한국은 고기, 생선, 우유, 달걀을 소수만 먹었고, 1년에 손을 꼽을 만큼 명절에만 가끔 먹었다. 그 당시에 고기는 사치품이었다. 그래서 당시에는 암, 비만, 당뇨, 지방간, 고혈압은 매우 희귀한 병이었다. 그리고 중년이 되어야 걸리는 병이어서 이런 병들을 성인병이라고 부르기도 했다. 그러나 지금은 어린이에게도 암, 비만, 당뇨, 고혈압이 발생한다. 즉, 우리는 서구식이 들어오기 이전의 1970년대 이전의 삶과 음식으로 돌아가면 더 건강하고 더 날씬할 수 있다.

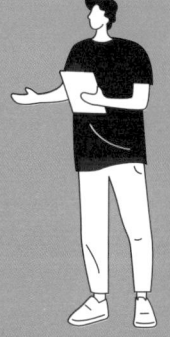

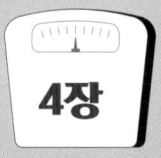

4장

영양소 분석

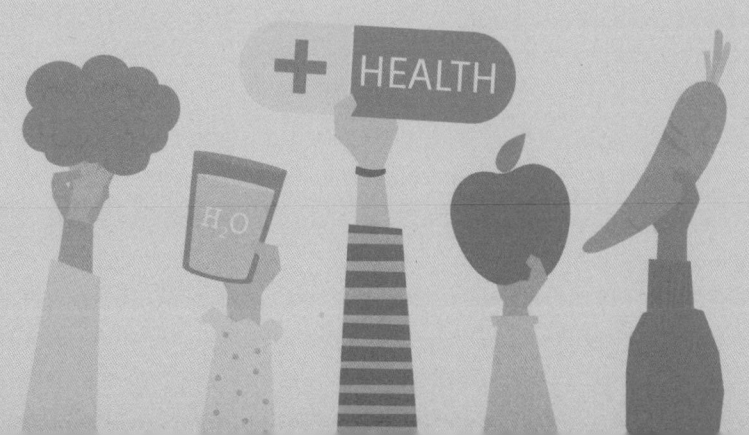

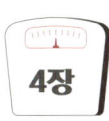

4장
영양소 분석

9대 영양소

3대 영양소는 탄수화물, 단백질, 지방이다. 여기에는 이견이 없다. 7대 영양소는 3대 영양소에 더해 비타민, 미네랄, 피토케미컬, 물이라고 한다. 하지만 여기에는 더 중요한 영양소인 효소와 식이섬유가 빠져 있다. 그래서 인체에 필요한 모든 영양소는 아홉 가지로 보는 것이 옳다. '탄단지+비미효피식+물'이다. 효소는 굉장히 중요한 영양소이지만, 가장 늦게 발견된 영양소여서 9번째 영양소라고도 불린다. 9대 영양소는 인간에게 모두 필요하다. 원푸드 다이어트나 적게 먹는 다이어트는 충분한 영양 공급이 불가능하다. 그래서 지속될 수 없고, 반드시 요요가 오게 된다.

바른 다이어트는 부피가 커서 배불리 먹을 수 있고, 살이 안 찌는 다이어트다. 살이 안 찌려면 칼로리가 낮아야 한다. 고기, 생선, 우유, 달걀은 부피가 작고 칼로리가 높고 영양이 적다. 반면에 과일, 채소, 통곡물, 콩은 부피가 크고 칼로리가 낮고 영양이 풍부하다. 다이어트에 성공하려면 기름진 동물성 식품보다는 자연식물식을 먹어야 한다.

탄수화물

현재 탄수화물은 살이 찌도록 하는 주범으로 지목되고 있다. 다이어트하는 모든 사람이 기피하는 영양소가 탄수화물이다. 하지만 탄수화물은 몸에 해로운 정제 탄수화물과 몸에 이로운 비정제 천연 탄수화물, 이 두 가지다.

> 가짜 탄수화물(정제 탄수화물, 단순 탄수화물)은 피자, 감자튀김, 도넛, 빵, 과자, 라면 등이다. 여기에는 지방(에), 향신료, 화학성분의 첨가물이 많다. 정제 탄수화물은 먹어서는 안 될 공장 음식, 가공 식품, 패스트푸드다. 흰 설탕, 흰 밀가루, 조미료와 정제 소금이 많이 들어간다. 흰밥, 빵, 면, 떡, 설탕은 살찌는 탄수화물이다.

> 진짜 탄수화물(복합탄수화물, 녹말식품)은 과일, 채소, 통곡물 등이다. 공장에서 가공하지 않고 자연에서 온 것이다. GMO 콩과 GMO 옥수수는 먹어서는 안 된

> 다. GMO 식품(유전자 조작 식품)은 유전자 재조합을 통해 새롭게 만들어진 농작물을 원료로 만든 식품을 말한다. 유전자 재조합은 생명체의 암호인 유전자를 인위적으로 바꾸는 것이다. 유전자의 순서를 바꾸거나 넣고 빼서 만든 것이기에 인체에 유해할 가능성이 매우 크다.

그런데 언론은 이 둘을 구분하지 않는다. 그래서 많은 사람들이 비정제 탄수화물(복합탄수화물)도 정제 탄수화물과 같은 하나의 탄수화물이라고 혼동한다. 결국 비정제 탄수화물이 살이 찐다고 생각하며, 먹는 것을 두려워하게 된다.

단순당인 정제 탄수화물은 몸에 독이 된다. 정제 탄수화물에 지방이 들어 있으면 더 해롭다. 바로 이 정제 탄수화물이 살이 찌도록 하는 주범이다. 백설탕, 당밀, 꿀, 알코올, 흰 빵, 흰떡, 흰 파스타, 흰쌀, 프라이드 칩, 시리얼, 과일주스, 캔디, 국수, 라면 등이다. 정제 탄수화물은 혈당을 빨리 높이고, 다시 빨리 내려서 바로 허기지도록 만든다. 정제 탄수화물은 빨리 소화가 되고, 남는 것은 지방으로 저장된다. 그래서 살이 찌는 것이다.

비정제 탄수화물인 천연 탄수화물은 과일, 채소, 콩, 통곡물, 뿌리식물 등이다. 비정제 복합 탄수화물은 천천히 소화된다. 에너지로 사용되는 시간도 길게 걸려서 지방으로의 전환도 느리다. 그래서 인슐린도 안정적으로 유지된다. 식사 후에 심리적으로도 안정된다. 우리는 비정제 탄수화물을 많이 먹고, 정제 탄수화물을 끊어야 한다. 비정제(복합) 탄수화물은 많이 먹어도 살이 찌지 않는다. 간과 근육에 글리코겐으로 저장되었다가 걷기와 운동으로 소비된다. 비정제 탄수화물은 많이 먹어도 신체에 저장되는 양은 극히 적다. 그래서 비정제(복합) 탄수화물을 먹으면 비만해진다고 생각하는 것은 큰 착각이다. 비정제(복합) 탄수화물을 먹으면 오히려 살이 빠지고 피가 깨끗해진다. 정제 탄수화물과 비정제 탄수화물은 정반대의 작용을 한다.

인간의 주식은 수천 년간 탄수화물이었다. 인간은 단백질을 많이 먹고, 탄수화물을 적게 먹는 동물이 아니다. 인간은 원래 탄수화물을 주로 먹고, 탄수화물을 갈망하게 만들어졌다. 인간에게 진짜 만족감을 주는 탄수화물은 정제 탄수화물이 아닌 복합 탄수화물이다. 탄수화물은 가장 쉽게 소화되고 인간에게 가장 깨끗한 연료다. 1950년 이전까지 아시아에서는 수천 년간 주식으로 현미밥을 먹었고, 유럽에서는 통밀빵을 먹었다. 또 남미 등 다른 지역에서는 옥수수가 주식이었고, 거기에 채소와 과일을 더해 먹었다. 1950년 이전의 인류는 고혈압, 당뇨, 비만, 암, 심장병 없이 수천 년간 건강했다.

인간은 구조상 탄수화물을 먹어야 혈당이 오르며 포만감을 느낀다. 고기, 생선, 우유, 달걀, 유제품은 포만감이 오지 않는다. 반면에 칼로리는 매우 높다. 또한 고기, 생선, 우유, 달걀, 유제품 위주의 식사를 하면 과식하게 된다. 탄수화물과 미량영양소(비타민, 미네랄, 효소, 피토케미컬, 식이섬유)가 몸에 들어오지 않으니 먹어도 허기가 느껴진다. 결국 마지막에 밥, 빵, 면을 먹게 되면 포만감을 느끼지만, 과잉열량으로 비만이 된다. 한국에서는 고기를 먹으면 식사 끝에는 반드시 밥이나 면을 먹는다. 미국에서 식사 후에 나오는 디저트는 달콤한 것들이다. 인간은 단맛을 느껴야 포만감과 만족감을 느낀다. 어떤 식사든 탄수화물을 먹지 못하면 계속 배고픔을 느끼게 된다. 정제 탄수화물을 끊고, 비정제 탄수화물을 먹는 것이 정답이다.

단백질

비타민 C가 부족하면 괴혈병에 걸리지만, 단백질 부족으로 걸리는 병은 없다. 단백질은 가능한 한 적게 먹어야 한다. 단백질은 절대 많이 필요가 없다. 요즘 세상은 단백질을 많이 먹어야 한다는 것이 상식이고, 단백질 강화식품들이 불티나게 팔리고 있다. 하지만 단백질이 다다익선(多多益善)이라는 것은 사실이 아니다. 단백질은 몸이 소화하기 가장 어려운 성분이다. 현대의 많은 사람이 '단백질을 먹으면 살이 찌지 않는다'라는 말을 믿고 있지만 이는 거짓이다. '고기를 먹으면 혈당이 올라가지 않는다'라는 것도 거짓이다. '근육을 키우거나 유지하기 위해서 단백질을 가능한 한 많이 먹어야 한다'라는 것도 거짓이다. '단백질이 부족하면 큰일이 난다'라는 것도 거짓이다. 만일 단백질이 그렇게 중요하다면 과거의 인류는 모두 멸종되었어야 옳다. 과거에는 왕과 귀족 외에는 현대처럼 고기를 많이 먹는 것은 불가능했다. 실제로 건강과 종교의 이유로 채식을 하는 집단의 평균수명이 더 길고 더 건강하다. 고단백이 좋다는 것은 거짓이다. 왜 과거에는 없던 미신이 생겼을까? 이것은 동물성 단백질로 돈을 버는 업체에서 지어낸 말이다. 가공 식품업계와 육류업계의 마케팅 때문이다. 고단백이란 말도 잘못되었다. 동물성 단백질은 고단백이 아니라 과단백이다.

동물성 단백질보다 식물성 단백질이 훨씬 좋다. 채소와 과일과 녹말에 들어 있는 적당한 양의 단백질이 가장 좋다. 식물성 식품에는 필수, 비필수 아미노산이 풍부하다. 적당량의 단백질이란 하루 23g이다. 하루 23g이 넘는 단백질은 저장되지 않고 힘들게 처리해야 한다. 단백질을 먹는다고 단백질이 생긴다는 착각도 버려야 한다. 채소를 탄수화물 100%라고 생각하지만, 실제로 채소에는 단백질이 적당량 들어 있다. 단백질이 결핍되어 생기는 병은 결코 없다. 체내 단백질의 원료인 아미노산은 과일, 견과, 채소, 씨앗에도 충분하게 있다. 과단백질은 암 발생의 스위치이자 비만과 질병의 원인이다. 또한, 비만, 심장병, 고혈압, 암, 관절염, 골다공증, 통풍, 위궤양의 원인이 된다. 코끼리, 하마, 황소, 기린은 엄청난 근육을 가지고 있지만, 그들은 식물성 음식만 먹는다. 당연히 인간도 식물성 음식만으로 단백질은 충분하다.

> 단백질의 양 : 우유 1컵 8g, 고기 85g에 21g, 마른 콩 1컵 16g, 현미밥 1컵 5g, 삶은 감자(중) 16g, 완두콩 1컵 8g,

인간이 폭발적으로 성장하는 시기는 태어나서부터 1세(돌)다. 보통 3.5kg으로 태어나서 만 1년간 10kg으로 성장한다. 약 3배의 성장이다. 이때 먹는 음식은? 오직 모유다. 모유에는 단백질이 불과 8%다. 그렇기에 성장을 멈춘 성인이 단백질을 많이 먹어야 한다는 것은 잘못된 상식이다.

지방

혈관 막힘의 원인은 지방이고 지방은 고기, 생선, 우유, 달걀, 유제품, 견과, 기름에 많이 들어 있다. 자연식물식을 하면 막혔던 혈관이 뚫린다. 바이패스나 스텐트 수술은 원인 치료가 아닌 증상 치료다. 원인을 치료하려면 지방식을 끊고 식물식을 해야 한다. 탄수화물과 단백질의 그램당 4cal인 데 반해 지방은 9cal다. 그래서 지방은 영양은 적고, 칼로리가 높기에 살이 찌기 쉬운 식품이다. 지방은 가능한 한 적게 먹어야 한다. 지방을 먹으면 바로 배와 허리에 지방(비곗살)으로 바로 저장된다. 채소나 과일에 적당하고 충분한 지방이 있으니 따로 지방을 챙겨 먹을 필요가 없다.

많은 사람이 좋은 기름이라고 생각하는 코코넛유, 콜드 프레스 올리브오일, 아마씨유, 볶지 않은 참기름도 몸에 좋지 않다. 지중해식이 건강하다고 알고 있지만 그렇지 않다. 올리브오일이 첨가된 음식은 열을 가하든, 가하지 않든 해로운 음식이다. 견과류나 아보카도도 지방이 너무 많으니 조금만 먹도록 한다. 튀김요리, 볶음요리도 당연히 추천하지 않는다. 후라이드 치킨, 김치볶음밥도 추천하지 않는다. 최악의 기름은 트랜스 지방이다. 감자튀김, 팝콘 등에 많다. 채식주의자 중에도 비만한 사람이 더러 있다. 원인은 기름이다. 샐러드에 올리브유를 넉넉하게 뿌려 먹거나 튀긴 음식, 볶은 음식, 견과류, 참기름, 들기름을 많이 먹는 사람은 100% 채식이어도 비만이 될 수 있다. 비만한 채식주의자는 고기는 안 먹지만 기름, 버터, 치즈, 우유, 아이스크림, 도넛, 감자튀김을 먹는 경우가 많다.

또한 모든 기름이 사용된 음식이 시간이 지나면 찌든 냄새(기름에 전 냄새)가 난다. 이것은 기름이 산화한 결과다. 모든 기름은 시간이 지나면 산화된다. 산화된 기름을 먹는 것은 내 몸에 독소를 넣는 것과 같다. 가장 좋은 지방을 먹는 방법은 음식에 깨를 뿌려서 그 깨를 음식과 함께 씹어 먹는 것이다. 저지방 자연식물식은 비만을 벗어나게 하고 중풍, 고혈압, 골다공증, 당뇨, 치매, 발기불능, 각종 암, 혈관병을 치유한다. 총콜레스테롤 150 이하, 저밀도 콜레스테롤(LDL) 80 이하면 안전하다. 콜레스테롤은 고기, 생선, 우유, 달걀, 유제품 등 동물성 식품에만 많이 있다. 딸기,

파프리카, 브로콜리, 시금치, 콩, 코코넛, 올리브, 아보카도, 견과류 등에도 좋은 지방이 많다. 많은 사람, 심지어 의사들까지도 당뇨의 주원인을 설탕으로 보고 있지만 아니다. 당뇨의 가장 큰 원인은 지방이다. 지방이 세포막을 막아서 혈당이 세포 속으로 들어가지 못해 생기는 병이 당뇨다. 그래서 늘 저지방 식사를 하도록 노력하고, 지방을 먹더라도 자연 식품 자체에 들어 있는 천연 지방을 먹어야 한다.

비타민

동물체의 주 영양소가 아니면서 동물의 정상적인 발육과 생리 작용을 유지하는 데 없어서는 안 되는 유기 화합물을 통틀어 이르는 말이다. 비교적 소량이 필요하지만, 체내에서 생성되지 않는다. 크게 수용성 비타민과 지용성 비타민으로 나뉘고, 부족하면 특유의 결핍 증상이 나타난다.

과일 : 귤, 오렌지, 레몬, 자몽, 딸기, 키위, 망고, 파인애플, 복숭아, 체리, 키위, 딸기 등

채소 : 브로콜리, 빨간 고추, 녹색 고추, 양파, 감자, 토마토, 피망, 케일, 완두콩 등

모든 동물이 체내에서 비타민 C를 만들어내지만, 오직 인간만이 비타민 C를 음식으로 섭취해야 한다. 인간이 채소와 과일을 반드시 먹어야 하는 이유다. 비타민은 열에 약하기 때문에 생으로 먹어야 한다.

미네랄

미네랄은 약 50여 종으로 나트륨, 칼륨, 칼슘, 크롬, 철분, 마그네슘 등이 있다. 천연소금에는 많은 미네랄이 함유되어 있다. 체액의 염도가 떨어지면 세균이 증식하기 때문에 일정한 염도를 유지하는 것이 중요하다. 음식을 먹을 때 주로 소금으로만 간을 해서 먹는 것이 좋다. 고기를 먹을 때 설탕이 첨가된 양념과 소스보다는 후추와 소금을 함께 먹는 것이 좋다. 맛소금은 미네랄이 없으니 먹어서는 안 된다. 천일염과 죽염을 추천한다. 천연소금 이외에도 생채소와 생과일에는 미네랄이 많이 포함되어 있다.

효소

1. 분해 배출	노폐물, 염증을 분해 배출한다.
2. 항염 항균	백혈구 운반 활동 촉진
3. 세포 부활	대사기능 활성화 세포 교체
4. 혈액 정화	콜레스테롤 조절, 이물질 분해 배출
5. 소화 흡수	영양소 분해 흡수 촉진
6. 해독 살균	간 기능 강화 독소 해독

효소는 반응 속도를 빠르게 하는 촉매제의 역할을 한다. 효소는 인체에서 여러 가지 일을 한다. 인간의 몸에는 잠재효소가 있다. 잠재효소가

모두 소진되면 인간의 수명은 끝이 난다. 잠재효소는 소화효소와 대사효소로 사용된다. 음식을 많이 먹거나(과식), 소화가 어려운 패스트푸드를 먹게 되면 잠재효소가 소화효소로 대량 소비된다. 소화효소로 많이 사용되면 상대적으로 대사효소로의 사용량이 감소하게 된다. 그러면 대사효소의 부족으로 노폐물 배출, 항균, 세포 교체, 혈액 정화, 해독 살균이 어려워진다. 신진대사가 어려워지고 면역력이 줄어드는 것이다. 반면에 효소가 내재된 음식을 먹게 되면 소화효소를 적게 사용하게 된다. 소식하고, 간식을 안 먹고, 효소가 많은 생채소와 생과일을 먹게 되면 소화효소의 사용은 극히 작아지고 대사효소는 사용 가능량이 많아진다. 그럼 신진대사는 원활해지고 면역력은 상승하게 된다.

소화효소 낭비 습관	과식, 간식, 야식, 밀가루 음식, 튀김, 가공 식품, 패스트푸드, 잦은 육식, 술, 담배, 커피
대사효소 활성화 습관	생채소와 생과일에는 효소가 많다. 1일 2식과 위의 80%만 채우는 소식과 통곡물과 뿌리채소는 소화효소를 적게 소모한다.

효소는 48℃에서 대부분 사라진다. 그래서 음식을 익혀 먹지 않는 생채소, 생과일을 많이 먹는 것이 중요하다. 히포크라테스(Hippocrates)는 '음식을 익혀 먹음으로써 효소가 없어진 것이 병을 부르는 원인'이라고 말했다.

식사량을 줄이고 운동을 늘려도 살이 빠지지 않는 경우가 있다. 이런 사람은 물만 마셔도 살이 찐다고 호소하는 경우가 많다. 자신의 과거와 비교했을 때 적게 먹고 운동량도 늘렸음에도 살이 빠지지 않기 때문에 물만 마셔도 살이 찐다고 말하는 것이다. 그러면 이 사람의 과거는 어땠을까? 가끔 과식해도 절대로 살이 찌지 않았을 것이다. 과거에 살이 찌지 않은 이유는 무엇일까? 그것은 몸속에 잠재효소가 많이 있었기 때문이다. 대부분의 사람들에게는 많이 먹어도 살이 찌지 않는 시기가 있다. 사람은 태어날 때 평생 사용할 잠재효소를 가지고 태어난다. 그리고 죽을 때는 체내효소가 고갈된다. 체내효소가 사라지면 죽는 것이다.

사람에 따라서 나이가 70대임에도 날씬하면서 자신은 많이 먹어도 살이 찌지 않는다고 말하는 사람도 있다. 이런 사람은 태어날 때 남보다 더 많은 잠재효소를 가지고 태어났을 가능성이 크다. 그리고 그의 식습관과 생활습관도 효소를 낭비하지 않을 가능성이 매우 크다. 즉 과식, 간식, 야식을 하지 않고 밀가루 음식, 튀김, 가공 식품, 패스트푸드, 잦은 육식, 술, 담배, 커피를 먹지 않거나 매우 적게 먹을 가능성이 크다. 또한 평소에 생채소와 생과일과 통곡물을 많이 먹고 좋아하는 음식은 많이 먹지만, 대부분의 식사는 위의 80%만 채우는 소식을 할 가능성이 크다. 이런 사람은 생활습관도 규칙적이어서 일정 시간에 자고 일어나며, 먹는 시간도 정해져 있다. 마음가짐도 긍정적이다.

반면에 30대의 나이에도 조금만 먹어도 살이 찌는 것은 많이 먹고 운동을 덜 해서가 아니라 체내 잠재효소가 고갈된 경우가 많다. 평소에 마음의 스트레스가 심하고, 수면시간이 짧고 늦게 잔다. 마음이 아프면 과식하고 야식하며, 간식을 자주 먹는다. 밀가루 음식, 튀긴 음식, 인스턴트 가공 식품, 패스트푸드, 숯불구이, 육가공 식품, 소금에 절인 식품, 설탕에 절인 식품, 과자, 냉동식품, 청량음료, 술, 담배, 커피를 많이 먹는다. 이런 생활을 하면 체내 잠재효소가 빠르게 소비되고, 먹은 음식에는 효소가 거의 없어서 음식 섭취로 인한 효소의 보충이 없다. 이런 사람은 당연히 대사 기능이 저하되어 있다. 효소는 신체의 대사 기능을 활성화시키는 촉매제의 역할을 하기 때문이다. 효소가 없으면 대사가 잘 이루어지지 않아서 해독과 소화와 세포에 영양 공급이 줄어든다.

대사기능이 높아져야 한다. 대사기능이 상승하면 몸속 노폐물이 제거되고, 몸속의 독소가 제거되며, 체내 지방이 빠르게 사라진다. 비타민, 미네랄, 피토케미컬 등의 영양분이 많더라도 효소(촉매제)가 없으면 대사가 원활하게 이루어지지 않기 때문이다. 그래서 식사에서 중요한 것은 익히지 않은 음식의 비중을 늘리는 것이다. 앞서 말했듯 효소는 48℃의 온도에서 빠르게 사라진다. 효소가 많은 음식은 과채 즙, 그린스무디, 샐러드, 생과일, 생채소 등이다. 현대인의 식사에서 가장 큰 문제는 가공 식품, 공장 식품, 패스트푸드의 증가다. 이런 음식은 효소가 거의 0%다. 한국인이 즐겨 먹는 국, 탕, 찌개도 마찬가지로 효소가 0%다. 화식이 나쁘다는 것은 아니다. 화식이 대부분인 것이 문제다. 그래서 우리는 의식적으로 익히지 않은 음식을 많이 먹으려고 노력해야 한다. 가장 이상적인 비율은 7:3이다. 생채식이 70%, 화식이 30%다. 하루 3끼의 식사 중 아침과 저녁을 생채식을 하고, 점심을 화식을 하면 생식과 화식의 비율은 67% : 33%가 된다. 점심 식사가 화식이어도 거기에 반찬 중 일부가 고추, 오이, 당근, 상추 등의 생채소라면 하루 식사를 생채식과 화식의 비율을 7:3으로 맞출 수 있다. 내가 더 빨리 살을 빼고 암이나 당뇨 등의 병에 걸렸다면 생채식의 비율을 90%로 끌어 올리는 것도 좋은 방법이다. 인간만 맛을 위해 화식을 한다. 화식을 하면서 인간은 살이 찌기 시작했다.

피토케미컬

최고의 면역물질이다. 자연이 가지고 있는 화학적 방어군으로 질병과 싸운다. 피토케미컬은 식물(피토) 속에 들어 있는 화학물질(케미컬)을 의미한다. 피토케미컬은 식물이 경쟁 식물의 생장을 방해하거나, 각종 미생물·해충 등으로부터 자신의 몸을 보호하는 역할 등을 한다. 또 사람의 몸에 들어가면 항산화물질이나 세포 손상을 억제하는 작용을 해서 건강을 유지시켜준다. 버드나무 껍질에서 추출한 아스피린, 말라리아 특효약 퀴닌, 발암 물질 생성을 억제하는 플라보노이드, 카로티노이드 등이 대표적이다.

식이섬유

식이섬유는 내 몸의 청소부다. 섬유소가 부족하면 치질, 변비, 하지정맥류, 당뇨가 생긴다. 고혈압, 당뇨, 비만의 원인이기도 하다. 섬유소는 하루에 최소 500g 섭취를 권장한다. 섬유소는 다다익선이다. 건강에는 독소 제거가 중요하다. 섬유소는 고기, 유제품, 정제 곡물에는 전혀 없다. 그렇기에 가공 식품, 공장 식품, 패스트푸드에는 당연히 없다. 섬유소는 과일, 채소, 통곡물에만 많이 들어 있다. 식이섬유는 영양분이 없고 소화가 되지 않는다. 그래서 한때는 식이섬유가 필요 없다는 의학계의 주장도 있었다. 하지만 식이섬유는 체내의 발암 물질, 지방, 콜레스테롤, 독소와 찌꺼기를 흡착해 대변과 함께 몸 밖으로 배출한다. 내 몸을 깨끗하게 유지하려면 식이섬유는 많을수록 좋다. 식이섬유는 칼로리가 없으므로 많이 먹는다고 살이 찌는 것도 아니다. 식이섬유가 많은 음식은 과일, 채소, 통곡물, 콩, 뿌리채소, 해조류, 깨, 버섯 등이 있다. 식이섬유는 장내 유익균의 먹이가 된다. 식이섬유를 많이 먹어야 장내 유익균이 증가하고 유해균이 감소하며 변비가 사라진다.

물

물은 영양이 없다. 그래서 많이 마셔도 살이 찌지 않는다. 인간은 숨을 3분 쉬지 않으면 죽고, 물을 3일 먹지 않으면 죽는다. 그만큼 물은 생명의 필수품이다. 인간이 물을 마시지 않으면 몸은 물을 버리지(배출하지) 않는다. 이미 내 몸에 있는 정체된 더러운 물이 빠져나오려면 물을 충분하게 먹어야 한다. 최소 하루 2ℓ를 추천한다. 물을 많이 마셔야 해독에 유리하다. 채소나 과일은 수분 함량이 95%이기 때문에 물을 대신할 수는 있다. 그래도 채소나 과일을 충분히 먹더라도 따로 물을 마셔야 한다. 물은 몸속 독소를 씻어내기 때문이다. 다이어트와 질병 퇴치에서 가장 중요한 것은 몸속 독소를 제거하는 것이다. 몸속 독소의 수준이 바로 비만의 수준이기 때문이다. 커피나 녹차, 주스, 청량음료, 우유가 물을 대신할 수는 없다. 차와 음료는 확실하게 물이 아니다. 물을 대체할 수 있는 것은 물뿐이다.

건강이 나쁘거나 비만한 사람의 공통점은 물을 마시지 않는 것이다. 그들은 커피나 녹차, 주스, 청량음료, 우유를 즐겨 마시지만, 물을 마시지는 않는다. 물은 너무나 중요하기 때문에 인간이 물을 마시지 않으면 인체는 독소가 가득한 오염된 물이라도 쥐고 있게 된다. 오염된 물이 내 몸에 오래 정체되면, 독소가 되어 병의 원인이 될 수 있다. 내 몸에 있는 독소를 씻어내려면 물을 충분히 마셔야 한다. 다시 말하지만 아픈 사람의 특징, 비만한 사람의 특징은 평소에 물을 마시지 않는 것이다. 물을 마시지 않으면 독소 가득한 몸이 된다. 독소가 가득한 몸은 붓는다. 물을 마셔야 소변이 나오고 땀이 배출되면서 독소가 빠져나와서 붓기가 사라지게 된다. 반드시 물을 마셔야 몸속 독소가 배출된다. 만일 나의 소변 색이 진하다면 물이 부족하다는 의미다. 나의 소변 색이 투명에 가깝게 되어야 한다. 식사 외에 하루 최소 2ℓ 이상의 물을 마시길 바란다. 최소 500㎖ 생수 4병이나 2ℓ 1병을 하루에 마셔야 한다.

가장 이상적인 것은 물 온도가 50~60도 정도의 따뜻한 물이다. 따뜻한 물은 몸속의 지방을 씻어내는 데 더 유리하다. 찬물이나 아이스커피는 체내 온도를 낮출 수 있다. 체온이 1도 낮아지면 면역력이 크게 낮아진다. 뜨거운 물은 체온을 올리고, 신진대사를 활발하게 한다. 텀블러에 커피보다는 뜨거운 물을 담아서 종일 조금씩 마시는 것을 추천한다.

기상 후에 따뜻한 물을 마시고, 식사 전 30분까지 물을 마신다. 식사 후에는 2시간 후부터 물을 마신다. 위액이 묽어지기 때문이다. 온종일 틈틈이 물을 계속 마신다. 물을 충분히 마시면 몸속 독소가 배출되고, 피부가 촉촉해지며, 변비가 사라지고 배변이 원활해진다. 허기짐도 사라진다. 목마름이 배고픔으로 느껴지는 경우가 사라진다. 다이어트와 건강에 물은 필수품이다. 하루 2ℓ 이상 꼭 마시자. 물을 너무 많이 마시면 몸속 염도(적정염도 0.9%)가 낮아지는 경우가 있다. 그래서 정제소금(맛소금, 화학소금)이 아닌, 미네랄이 풍부한 천연소금을 틈틈이 먹거나 따뜻한 물에 좋은 소금을 타서 먹는 것도 좋은 방법이다. 물 섭취가 충분하면 혈액과 림프액의 흐름이 더 원활해진다. 피의 흐름이 원활해지면 혈압이 낮아진다. 고혈압이 치료된다. 물은 자연수를 마셔야 한다. 수돗물은 아무리 좋은 정수기로 정수해도 염소가 남아 있으므로 자연수(생수)와 과일과 채소의 수분이 좋은 물이다.

물을 마시면 안 되는 시간

식사 전 30분 이내와 식사 후 2시간 반 이내에는 물을 많이 마시지 않는 것이 좋다. 식사 직전과 식사 후에 물을 많이 마시면 위액이 묽어져서 소화가 안 될 수 있기 때문이다. 그런 의미에서 식후에 커피를 마시는 것은 좋은 습관이 아니다. 요즘에는 대용량 커피가 많은데, 식후에 대용량 커피나 아이스커피를 많이 먹으면 소화가 안 된다. 식후에 소화에 가장 좋은 음료는 따뜻한 숭늉이다. 식후에 동료들과 카페에서 차를 마셔야 한다면 따뜻한 허브티를 반 잔 정도 마시는 것이 좋다.

물 마시는 습관 1단계

	물 마시는 시간	양	총량
아침 기상 시간이 7시라면	기상 직후 (오전 7시)	500㎖	2ℓ
점심 식사 시간이 12시라면	점심 먹기 30분~1시간 전(오전 11시)	500㎖	
점심 식사 끝이 12시 반이면	점심 식사 후 2시간 반 후 (오후 3시)	500㎖	
저녁 식사 시간이 6시라면	저녁 먹기 1시간 전(오후 5시)	500㎖	

오전 7시, 오전 11시, 오후 3시, 오후 5시를 물 마시는 시간으로 확정

한다. 알람 설정도 좋다. 그 시간에는 500㎖ 생수 한 병을 무조건 마신다. 이것이 습관화되면 하루 최소 2ℓ는 반드시 지키게 된다.

물 마시는 습관 2단계

하루 3번의 500㎖를 마시는 시간 중간에도 텀블러를 가지고 다니면서 계속 따뜻한 물을 조금씩 마시거나 따뜻한 허브티를 마셔서 목이 마르지 않게 한다. 몸에 수분이 부족하지 않게 한다. 그러면 500㎖~1ℓ를 더 마실 수 있다. 그렇게 하루 총 2~2.5ℓ의 물을 마시게 된다. 하루에 물 3ℓ까지는 문제가 없다. 물을 많이 마시면 몸의 독소 제거를 생활화할 수 있다. 몸의 독소가 사라지면 살은 저절로 빠진다. 체중을 줄이려면 무엇(약, 특정 음식)을 더하는 것이 아니라, 독소가 빠져나갈 환경(물 많이 마시기, 간헐적 단식, 자연식, 충분한 잠)을 만들면 된다. 수면 중에도 땀을 흘리기 때문에 잠들기 2시간 전에 물을 마시고, 잠자리에 들기 직전에 소변을 보고 잠자리에 드는 것도 좋다.

건강과 다이어트의 핵심은 제독이다. 몸속의 독소를 제거하는 일이다. 차를 세차할 때는 비누 거품을 스펀지로 닦아낸 후에 많은 물을 뿌려서 차에 묻은 먼지와 비누 거품을 제거한다. 미량영양소가 비누 거품이고 스펀지가 식이섬유라고 한다면, 그들을 씻어내기 위해서는 많은 물이 필요하다. 내 몸을 깨끗하게 씻어내려면 충분한 물을 섭취해야 한다.

칼로리

일반적으로 알려진 칼로리의 정의는 '물 1g을 1℃ 올리는 데 필요한 열량'이다. 하지만 칼로리 계산은 큰 의미가 없다. 과일 100kcal와 기름 100kcal와 과자 100kcal는 의미가 전혀 다르다. 과일이나 채소의 100kcal는 인체에 좋은 영양을 공급하지만, 기름이나 과자의 100kcal는 인체에 좋은 영양이 거의 없다. 칼로리를 계산하기보다는 미량영양소(비타민, 미네랄, 효소, 피토케미컬, 식이섬유)를 더 섭취하려고 노력해야 한다.

조엘 펄먼이 주장하는 건강의 공식은 'H = N / C'이다. H(건강)는 N(영양소) ÷ C(칼로리)라는 의미다. 건강하기 위해서는 영양은 많고, 칼로리가 낮은 음식을 먹어야 한다. 영양(비타민, 미네랄, 피토케미컬, 효소)이 많고, 칼로리가 낮은 음식은 자연식물식이다. 과일, 채소, 통곡물, 콩, 뿌리채소, 해조류, 깨, 버섯이다.

그런데 더 중요한 것은 '미량영양소(Micronutrients)'다. 이는 비타민, 미네랄, 효소, 피토케미컬, 식이섬유 등이다. 다이어트와 건강에 있어서 가장 큰 문제는 미량영양소의 부족이다. 반대로 질병과 다이어트의 해법은 결핍된 미량영양소를 충분히 채워주는 것이다. 다이어트의 성패는 칼로리가 아니다. 즉, 적게 먹는다고 살이 빠지지 않는다. 그래서 음식의 종류가 중요하다. 최고의 음식은 과일, 채소, 통곡물, 콩, 뿌리채소, 해조류, 깨,

버섯 등이다. 물만 마시는 다이어트보다 그린스무디, 즙, 해독주스, 무첨가 주스를 마셨을 때 체중 감량의 효과가 더 큰 것이 그 증거다.

그래서 필자는 'D = MN / C'를 주장한다. 다이어트(체중 감량) = 미량영양소(Micronutrients) ÷ 칼로리다. 미량영양소가 많고 칼로리가 낮은 생채소, 생과일을 많이 먹으면 살이 저절로 빠진다.

현대는 과잉 칼로리의 시대다. 칼로리의 주된 공급원은 탄수화물, 단백질, 지방이다. 탄수화물과 단백질은 1g당 4kcal인 데 비해 지방은 9kcal로, 압도적으로 칼로리가 높다(고지방 동물성 식품, 고오일 가공 식품). 동물성 식품의 주성분은 지방이다. 지방이 상대적으로 적다는 닭가슴살조차 지방의 성분이 높고, 장조림으로 사용하는 우둔살의 지방 비율도 상당하다. 한국인이 가장 좋아하는 삼겹살은 대부분이 지방이다. 동물성 지방을 적게 먹는 것이 건강에 유리하다. 동물성 식품을 줄이는 것이 다이어트에 유리하다.

칼슘

칼슘을 섭취하기 위해서 우유를 먹는 경우가 많다. 그런데 모든 동물성 식품은 산성 식품이다. 우유도 산성 식품이다. 우유는 액체로 된 고기와 같다. 따라서 산성 식품인 우유를 섭취하면 몸이 산성화된다. 그러면 우리의 몸은 산성화된 몸을 중화시키기 위해서 오히려 뼛속의 칼슘을 꺼

내어 사용한다. 칼슘이 산성화된 몸을 알칼리성으로 바꿔주는 역할을 해주기 때문이다. 결국 칼슘을 보충하려는 우유 섭취가 오히려 칼슘을 몸에서 더 빠져나가게 한다. 그래서 우유 소비가 많은 모든 나라는 골다공증 환자가 많다. 칼슘은 과일, 콩, 양배추, 배추, 상추, 견과류, 깨에 많이 들어 있다.

한국인 중에는 유당 불내증이 있어서 우유를 소화시키지 못하는 사람이 많다. 인체는 소화되지 못하는 음식은 독으로 간주해 지방과 함께 격리시키기 위해 많은 효소와 에너지가 낭비된다. 칼슘 섭취를 위해 우유를 먹을 이유는 전혀 없다. 칼슘 섭취를 위해 칼슘만 추출했다는 영양제를 먹을 이유도 없다. 인간은 특정 영양소만을 추출한 영양제가 아니라 음식을 통해 영양분을 섭취하도록 설계되었기 때문이다. 그래서 각종 과일, 콩, 양배추, 배추, 상추, 견과류, 깨를 더 먹는 것이 칼슘을 섭취하는 최선의 선택이다.

영양 밀도

다이어트에서 영양 밀도는 매우 중요하다. 비만은 영양의 불균형이다. 그래서 굶기만 하면 영양이 불균형인 상태가 고착화되고, 체중은 빠지지 않는다. 내 몸에 많이 있는 영양은 적게 넣고 내 몸에 부족한 영양을 많이 넣어주면 된다. 비만인에게 3대 영양소(탄수화물, 단백질, 지방)는 당연히 많이 있다. 비만인이 보충해야 할 영양소는 비타민, 미네랄, 효소, 피토케미컬, 식이섬유다. 영양 밀도의 공식은 '영양 ÷ 칼로리'다. 칼로리가 낮고 영양이 많은 음식은 영양 밀도가 높고, 칼로리가 높고 영양이 적은 음식은 영양 밀도가 낮다. 비만인은 영양 밀도가 높은 음식을 먹어야 한다.

> **영양 밀도가 높은 순서**
> 녹색 잎 〉 녹색 채소 〉 비 녹색 채소 〉 콩 〉 과일 〉 녹말 채소 〉 통곡물 〉 땅콩 〉 견과 〉 생선 〉 저지방 우유 〉 닭고기 〉 달걀 〉 붉은 고기 〉 일반 우유 〉 치즈 〉 정제 곡물 〉 정제 기름 〉 설탕

영양 밀도가 가장 좋은 음식은 녹색 잎이다. 엽록소에는 특별한 성분이 있다. 상추, 케일, 깻잎, 어린잎 등의 녹색 잎을 가장 많이 먹도록 노력해야 한다. 가장 나쁜 음식은 튀긴 음식이고 거기에 달콤한 소스를 뿌리거나 찍어 먹는 것이 더 나쁘다. 예를 들면 양념치킨이 그렇다.

영양 밀도가 높은 순서를 외우고, 영양 밀도가 높은 음식 위주로 먹자.

1군	녹색 잎 〉 녹색 채소 〉 비 녹색 채소 〉 콩 〉 과일 〉 녹말 채소 〉 통곡물
1.5군	땅콩 〉 견과
2군	생선 〉 저지방 우유 〉 닭고기 〉 달걀 〉 붉은 고기 〉 일반 우유 〉 치즈
3군	정제 곡물 〉 정제 기름 〉 설탕 〉 가공식 〉 공장식 〉 패스트푸드

땅콩과 견과는 좋은 식품이다. 하지만 지방의 비율이 굉장히 높다. 당연히 칼로리도 높다. 그래서 땅콩과 견과는 익히지 않은 생으로 먹는 것을 원칙으로 하고, 양도 한 줌을 넘지 않도록 주의해야 한다.

현대인들은 대부분 2, 3군 음식을 많이 먹고 1, 2군 음식을 적게 먹는다. 그래서 영양 밸런스가 맞지 않는다. 건강하기 위해서는 당연히 영양 밸런스를 맞추어야 한다.

포만감

같은 칼로리로 가장 부피가 큰 음식은 녹색 채소다. 그다음이 과일, 그다음이 콩이다. 동물성 식품은 포만감이 적다. 동물성 식품은 단백질과 지방이 주성분이기 때문이다. 동물성 식품은 절반 이상이 지방이고, 지방은 칼로리 대비 부피가 적다. 칼로리는 높으면서 포만감이 가장 적은 음식은 오일이다. 오일은 100% 지방이다. 그래서 모든 오일은 섭취를 추천하지 않는다. 좋은 오일로 알려진 콜드프레스 올리브오일, 코코넛 오일도 가급적 적게 먹기를 추천한다. 올리브오일보다는 올리브 자체를 먹는 것이 건강에 좋다. 참기름보다는 깨 자체를 먹기를 추천한다.

배고픔을 느끼는 때는 다음의 네 가지 경우다.

위가 비었을 때	인간의 위는 음식물의 양을 부피로 인식한다. 위가 비어 있는 시간이 늘어나면 배고픔을 느끼게 한다.

특정 영양소가 부족할 때	인체에 필요한 특정 영양분이 없어도 배고픔을 느끼게 한다. 여자가 임신 중에 특정 음식이 먹고 싶은 이유도 특정 영양소 부족이 원인이다.
목마를 때	때로는 목마름을 배고픔으로 착각하는 경우도 있다. 그래서 틈틈이 수분을 보충하는 것이 중요하다.
잠이 부족할 때	전날 잠이 부족해 피곤하면 배고픔이 증가한다.

그래서 칼로리가 낮은 통곡물, 과일, 채소를 많이 먹고, 물을 충분히 마시고 미량영양소가 많은 채소, 과일, 통곡물을 많이 먹고 익히지 않고 생으로 먹을 수 있는 음식은 그대로 먹어야 한다. 배고픈 다이어트는 지속하기 어렵기 때문이다.

인슐린

인슐린은 혈액 속의 포도당을 일정하게 유지시키는 호르몬이다. 인슐린이 높으면 살이 찐다(반대로 인슐린 수치가 낮으면 살이 빠진다). 고지방, 설탕, 정제 식품, 불규칙한 식사, 운동 없는 생활이 인슐린 수치를 높이는 원인이다. 인슐린 수치가 높으면 배고픔이 증가하고, 배고프면 식사량이 증가하며, 식사량이 증가하면 체중이 늘어난다. 체중이 늘면 인슐린 수치가 더 상승하는 악순환이 계속된다. 그런데 인슐린이 낮아지면 식욕이 감소하고, 식사량이 줄어 체중이 감소한다.

인슐린 수치를 낮추는 방법은 공복 시간을 늘리고, 자연식물식을 하는 것이다. 하루에 1~2끼를 먹으면서 통곡물, 채소, 과일 위주의 식사를 계속하면 인슐린 수치는 저절로 낮아진다. 결과를 바꾸고 싶으면 환경(습관)을 바꾸면 된다. 적게 먹고 운동량을 늘리는 것보다 간헐적 단식으로 공복 시간을 늘리고 현미 채식으로 식습관을 바꾸면 인슐린 수치는 낮아지고 살은 저절로 빠진다.

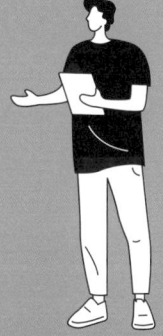

2부

HOW 어떻게 해야 살이 빠질까?

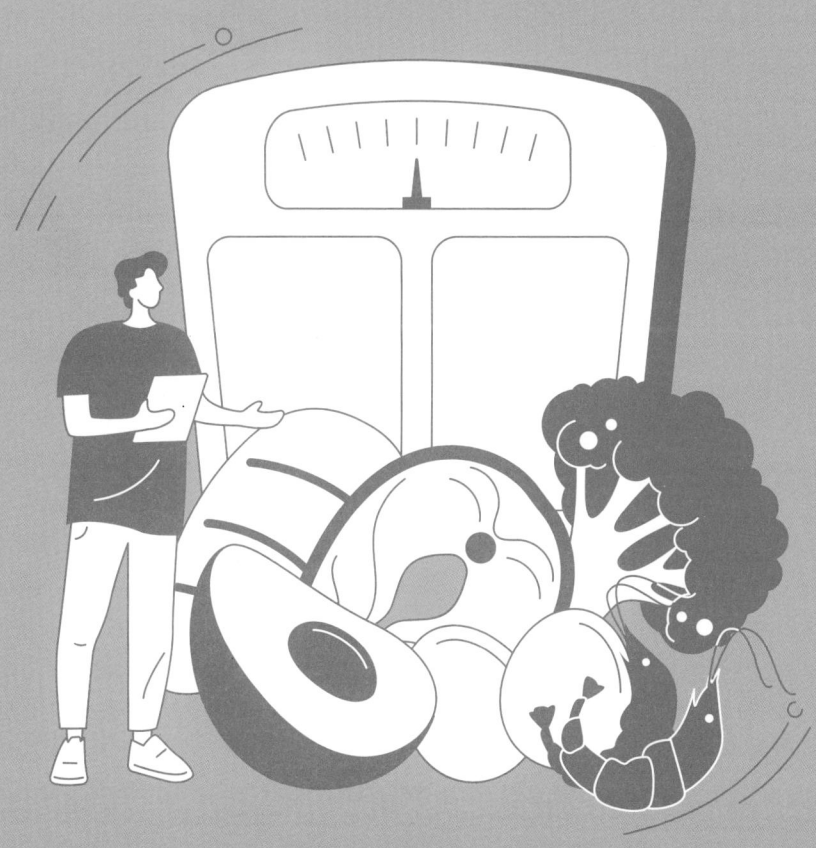

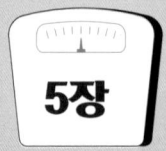

5장

인간 분석

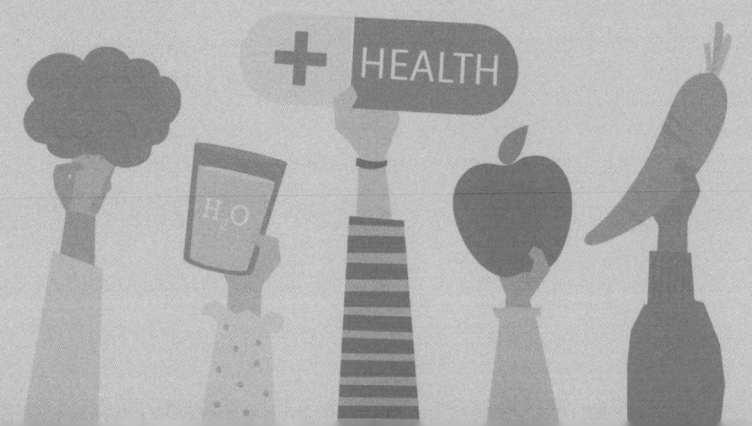

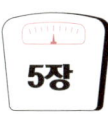

인간 분석

인간은 무엇을 먹는 동물일까?

최초의 인간은 과일을 먹도록 설계되었다. 인간은 초기에 열대지방에서 살았고, 과일을 주식으로 먹었다. 그 후에 농사를 지으면서 곡식을 키우고 수확하고 보관해 열대지방을 떠나 먼 곳으로 갈 수 있게 되었다. 그렇게 인류는 전 세계로 퍼져 나간 것이다. 인류의 주된 식사는 과일, 채소, 녹말 식품(쌀, 밀, 고구마, 감자, 옥수수)이었다.

그리고 100년 전부터 공장 식품, 가공 식품, 패스트푸드가 생겨났고, 제2차 세계 대전을 거치면서 공장 식품, 가공 식품, 패스트푸드가 전 세계로 퍼져 나갔다. 그로 인해 기름진 서구식이 들어간 지역의 사람들은 대사질환, 만성질환에 걸리게 되었다. 인류 전체의 역사를 보면 비만과 만성질환, 성인병, 대사질환은 최근 100년에 생긴 일이다. 기름진 서구 식단이 퍼진 것은 미국은 1950년이고, 한국은 1970년이다. 인류의 식사는 100년 전과 너무나 다르다. 기름진 서구 식단이 들어간 나라는 모두 대사질환(복부비만, 고혈압, 고혈당, 이상지질혈증)이 급속도로 증가했다.

모든 동물은 스스로 간에서 비타민 C를 만들 수 있지만, 인간은 비타민 C 합성 능력이 없다. 반드시 비타민 C를 섭취해야 한다. 18세기 중반에 영국에서는 먼 곳으로 항해하는 선원들이 괴혈병으로 죽게 되었다. 이 병에 걸리면 피로하고 우울하며 잇몸에서 피가 나면서 죽어간다. 16~18세기에 200만 명이 괴혈병으로 죽게 되었다. 1747년 영국 의사 제임스 린드(James Lind)가 귤과 소금에 절인 양배추를 선원들에게 먹이자 과거 괴혈병으로 죽는 사람이 없었다. 이들이 죽지 않은 이유는 과일과 채소를 먹어서 비타민 C가 체내에 들어왔기 때문이다. 괴혈병으로 목숨을 잃었던 선원들이 먹던 주된 음식은 비스킷(정제 음식)과 말린 쇠고기(육류)였다. 현대인도 과일과 채소를 적게 먹고 가공 식품, 공장 식품, 패스트 푸드를 주로 먹고 있다. 이제는 바꾸어야 한다.

넷플릭스에 2018년 제작된 다큐멘터리 영화 〈게임 체인저스〉를 보면 채식만으로 엄청난 능력을 보여주는 운동선수가 나온다. 로마시대 검투사의 뼈를 분석해보니 골밀도가 매우 높았다. 그들은 콩과 보리가 주식이었다. UFC 챔피언도 채식주의자였다. 울트라마라톤에서 7년 연속 우승한 선수도 채식주의자였다. 대부분의 스포츠 분야에 채식주의자가 있다. 운동에서 쓰이는 에너지는 단백질이 아니라 탄수화물에서 나온다. 인간은 채식 위주로 설계되었다. 즉 인간은 육식을 할 수 있는 채식동물이다. 인간의 시각, 치아, 장 길이, 뇌(포도당 사용)가 그렇다. 채식을 하면 피가 깨끗해진다. 콜레스테롤도 낮아진다. 암의 위험도 낮아진다.

하지만 적극적인 체중 감량 시기 외에는 완전 채식만 하는 것을 추천하지는 않는다. 모임도 있고, 인간관계도 있고, 파티와 명절이 있기 때문이다. 주중에는 비건, 주말에는 육식을 하는 것도 좋은 방법이고 모임, 회식, 파티, 명절에만 육식하는 것도 좋다. 지켜야 할 육식과 채식의 비율은 9:1이다. 정상 체중이라면 일주일에 평균 1~2번 혹은 2~3번의 육식을 추천한다. 과거의 우리 조상들이 고기를 먹는 날은 주로 명절이었고, 고깃국으로 먹는 경우가 많았다.

뇌

뇌는 우리의 몸에 필요한 행동을 유도한다. 물을 마시지 않으면 인간은 살 수 없다. 그래서 뇌에서는 '목이 마르다'는 것을 느끼게 해서 우리가 물을 마시게 한다. 마찬가지로 인간에게는 다양한 영양이 필요하다.

수많은 과학자가 연구하지만, 모든 영양소가 발견된 것은 아니다. 토마토에 많다고 알려진 라이코펜(피토케미컬의 하나)도 토마토의 수많은 영양소 중 하나일 뿐이다.

적정 체중이 아닌 과체중자는 3대 영양소인 탄수화물, 단백질, 지방을 더 섭취할 필요는 없다. 체중 1kg은 7,700kcal다. 10kg이 더 나가는 사람은 77,000kcal가 더 많다. 77,000kcal은 한 달 치 식량이다. 77,000을 일일 칼로리 2500으로 나누면 '77,000 ÷ 2,500 = 30.8일', 딱 한 달이다. 30kg이 오버된 사람은 3개월을 굶어도 살 수 있다. 그러면 과체중자에게 부족한 것은 무엇일까? 바로 미량영양소로 알려진 비타민, 미네랄, 효소, 피토케미컬과 독소를 배출하는 데 도움을 주는 식이섬유, 물이다. 그럼 칼로리는 낮고 비타민, 미네랄, 효소, 피토케미컬, 식이섬유, 물이 많은 음식은 무엇일까? 바로 생채소, 생과일, 통곡물이다.

아이를 가진 임산부는 음식을 가려 먹어야 한다. 그래야 건강한 아이가 태어나기 때문이다. 그래서 아이에게 해로운 음식을 먹으려고 하면 헛구역질이 나와서 못 먹게 한다. 이것은 뇌가 몸과 아기를 보호하려는 자동 보호 프로그램이다. 그리고 어떤 특정한 맛을 먹고 싶기도 하다. 밤중에 딸기가 먹고 싶다거나 특정 채소나 과일이 먹고 싶을 때가 있다. 그것은 그 식품의 특정 영양소가 아기에게 필요하기 때문이다. 이렇게 뇌는 특정 음식이 당기도록 해서 몸에 필요한 영양을 흡수하도록 유도한다.

마찬가지로 인간에게는 다양한 미량영양소가 필요한데, 미량영양소가 전혀 없는 가공 식품, 공장 식품, 패스트푸드, 인스턴트 음식을 반복해서 먹으면 뇌는 배고픔을 계속 느끼게 한다. 미량영양소를 더 흡수하고 싶기 때문이다. 그러나 생채소와 생과일과 통곡물을 먹지 않고 가공 식품, 공장 식품, 패스트푸드, 인스턴트 음식을 또 먹게 되면 배가 고프면서도 살이 계속 찌는 괴상한 현상이 일어나게 된다.

즉, 음식을 먹을 때는 내가 미량영양소(비타민, 미네랄, 효소, 피토케미컬)를 균형 있게 먹고 있는지를 꼭 생각하면서 부족한 영양을 채운다는 생각으로 먹어야 한다.

산도(ph) : 산의 세기

인간의 몸은 알칼리성(ph7.4)이다. 소변이나 침을 리트머스 시험지(PH페이퍼)에 묻히면 색의 변화로 자신의 PH 수준을 알 수 있다. 인간의 몸이 중성에 가까운 약알칼리성이기에 인간에게는 산성 음식보다 알칼리성 음식이 더 맞는다. 인간의 몸이 산성화되면 각종 질병에 걸리게 된다. 과일과 채소는 산성화된 몸을 약알칼리성으로 바꿔준다. 명상, 요가, 가벼운 운동이나 산책도 몸을 알칼리화한다. 조리된 음식, 가열된 지방, 동물성 음식, 단백질과 탄수화물이 합해진 음식(초밥, 국밥, 햄버거, 고기국수 등), 담배, 약물, 술, 탄산, 커피, 운동 부족, 수면 부족, 휴식 부족, 스트레스, 분노, 두려움은 몸을 산성화시킨다. 산성화된 몸은 중화를 위해 뼛속 칼슘을 꺼내어 쓰는데, 그렇게 되면 골다공증에 걸리기 쉽다. 뼈를 강화하기 위해 먹는 사골국물과 우유가 오히려 뼈를 약하게 하는 아이러니가 발생한다.

성경(Bible)

《성경》'창세기' 1장 29절
'내가 온 땅의 씨 맺는 식물과 열매 맺는 모든 나무를 너희에게 주었으니 그것이 너희 양식이 될 것이다.'

하나님이 인류에게 주신 음식은 채소와 과일임을 알 수 있다. 최초의 인간은 나무와 풀에 열린 과일과 채소를 따서 먹었다. 그런데 인간은 풀, 잡초, 나뭇잎, 줄기를 먹는 초식동물과 다르다. 그래서 인간은 초식동물이 아니라 채식 위주의 잡식 동물이다.

《성경》'창세기' 3장 18절
'땅은 너에게 가시와 엉겅퀴를 낼 것이며 너는 들의 채소를 먹어야 할 것이다.'

《성경》'창세기' 9장 3절
내가 곡식과 채소를 너희 식물로 준 것처럼 살아서 움직이는 모든 동물도 너희 식물로 주겠다.

하나님은 홍수 후에 노아에게 육식을 허락하셨다. 하지만 고기를 먹어도 된다는 것이지, 고기가 주식이라는 의미는 아니다.

하나님이 인간에게 허락하신 음식은 첫째가 채소, 둘째가 과일, 셋째가 통곡물, 넷째가 고기임을 알 수 있다. 그래서 인간은 '채식 위주의 동물'(초식이 아닌)이고 그래서 간혹 육식도 할 수 있는 잡식 동물이다. 이 책은 독자에게 채식주의자가 되라는 것이 아니다. 하지만 동물성 식품을 많이 먹지는 말기를 바란다. 집에서 먹는 음식은 모두 채식으로 하고, 밖에서 먹게 되었을 때 종종 육식을 한다면 사회생활에 큰 어려움이 없을 것이다.

치아

인간의 치아는 육식동물처럼 날카롭지 않다. 인간의 치아는 육식동물의 치아와 매우 다르다. 인간의 치아는 과일과 채소를 베어 먹고, 곡물을 갈아먹는 데 적합한 형태로 생겼다. 인간의 치아는 32개(32=8+4+20)다. 앞니는 치아의 중앙 위 4개, 아래 4개다. 이 8개의 치아는 음식을 자르는 역할을 한다. 인간의 앞니로 자르기 좋은 음식은 채소와 과일이다. 송곳니는 앞니 다음에 있는 위아래 4개의 치아다. 송곳니는 길고 뾰족하고 날카롭게 생겼다. 역할은 고기같이 질긴 음식을 자르는 역할을 한다. 어금니는 송곳니 뒤쪽의 20개의 치아다. 평평한 모양을 하고 있다. 어금니는 채소,

과일, 곡식 등을 잘게 갈고 부수는 역할을 한다.

치아의 비율을 보면 육식을 위한 치아는 4/32(12.5%), 곡식을 위한 치아는 20/32(62.5%)이다. 채소, 과일을 위한 치아는 8/32(25%)이다. 그래서 인간은 치아 구조상 육식보다는 채식에 더 가까운 동물이다. 치아의 비율로 보면 채식과 육식의 비율은 9:1 정도가 적당하다고 볼 수 있다. 채소 2 : 과일 1 : 통곡물 6 : 고기 1의 비율이다. 하지만 현대인에게는 채소 4 : 과일 3 : 통곡물 2 : 고기 1의 비율을 추천한다. 현대인은 육체 노동이 급감했기 때문에 통곡물의 비율을 줄이는 것이 더 합리적이다. 대부분이 의자에 앉아서 일하기 때문이다.

혀

인간의 혀는 맨 앞부분에서 단맛을 느끼고, 양옆에서 신맛, 중앙에서 짠맛을 느낀다. 그리고 혀의 가장 안쪽에서 쓴맛을 느낀다. 인간의 혀는 단맛에 가장 민감하고 단맛을 가장 좋아한다. 단맛을 느낄 때 인간은 가장 행복해한다. 혀에서 나오는 침은 아밀라아제다. 아밀라아제는 탄수화물만 소화시키는 소화효소다(인간의 침에는 단백질 분해효소나 지방 분해효소는 없다). 이것을 보면 인간이 탄수화물을 주로 먹는 동물이라는 것을 알 수 있다. 현미밥을 오래 씹으면 침 속의 아밀라아제로 인해 입안에서 씹는 과정에서 이미 상당 부분 소화가 된다. 오래 씹으면 단맛이 느껴진다. 입안에서 잘게 부서지고 아밀라아제와 섞이면, 입안에서 이미 1차 소화가 되어서 이것은 위에 부담을 적게 준다. 그래서 복합 탄수화물을 천천히 오래 씹어 먹는 것은 좋은 습관이다. 50번 씹는 것을 목표로 하는 것을 추천한다.

손

인간의 손은 채소와 과일 등의 열매를 움켜잡고 돌리고 비틀어 따기에 가장 적합한 형태로 만들어졌다. 도구를 사용하기에도 적합한 구조를 가지고 있다. 인간은 육식동물처럼 날카롭고 강한 손톱을 가지고 있지 않다.

장

육식동물은 장의 길이가 짧다. 소화 시간도 짧다. 채식동물은 장의 길이가 육식동물보다 길다. 인간의 장 길이는 사자의 장 길이에 비해 4배 더 길다. 반면에 소와 같은 초식동물에 비해서는 짧다. 그래서 인간은 채식도, 육식도 가능한 동물이다. 육식동물은 소화액이 강한 산성이지만 인간은 그렇지 않다. 산성 소화액과 알칼리성 소화액 분비가 둘 다 가능하다.

시력

인간의 시력은 동물과 달리 색을 잘 구분할 수 있다. 대부분의 동물이 보는 세상은 흑백이지만, 인간은 컬러로 세상을 본다. 특히 보색을 잘 보는데, 가장 잘 보이는 보색은 녹색 바탕에 빨간색이다. 즉, 녹색 잎의 나무에서 빨간 사과를 멀리서도 잘 볼 수 있다. 채소와 과일은 녹색도 있지만, 빨강, 주황, 노랑 등 비비드한 칼라가 많다. 인간의 시력은 익은 채소와 과일을 가장 쉽게 찾을 수 있게 만들어졌다.

침팬지, 고릴라

침팬지와 고릴라는 유전적으로 인간과 가장 비슷하다. 인간의 초기 서식지도 열대지방이었다. 그 후에 인간은 농사짓는 능력을 갖게 되어 곡물을 가지고 추운 지역과 먼 지역으로도 이동할 수 있게 되었다. 구석기인들이 사냥으로 고기를 주로 먹었다고 생각하기는 어렵다. 인간의 신체 구조는 빠르지도, 강하지도 않기 때문이다. 구석기인들은 주로 과일과 채소를 먹었을 것이다.

걷기

인간은 빠르지는 않지만 다른 동물에 비해 상당히 먼 거리를 지속해서 오랜 시간 계속 걸을 수 있다. 이것은 다른 동물에게는 거의 없는 인간만의 특별한 능력이다. 이 능력은 장시간의 채집이나 농사에 유리한 조건이다. 하지만 뛰는 속도는 일반 동물에 비해 상당히 느리다. 이것은 사냥에는 상당히 불리한 조건이다. 또한, 인간은 채식에 유리한 다리 구조를 가지고 있고, 지방 저장 능력이 뛰어나다. 그래서 인간은 지방을 태우면서 장시간 걷기와 노동이 가능하다.

인간은 식사 시에는 간과 근육에 에너지를 글리코겐의 형태로 저장하고, 운동 시에는 근육에 저장된 글리코겐을 사용한다. 공복 시에는 복부의 지방과 간의 글리코겐을 글루코스로 전환해 사용한다. 그래서 지방을 태우려면 공복 시간이 길어야 한다. 그런데 식사 시에는 지방을 태우는 대사가 멈춘다. 현대인이 비만한 이유는 하루 3끼 + 야식 + 여러 번의 간식으로 소화 시간이 길고 공복 시간이 짧기 때문이다.

인체의 3주기

1. 섭취 주기(낮 12시~밤 8시, 8시간) : 음식을 섭취하고 소화시키기 적절한 시간. 이 시간에만 식사하자. 이 시간은 음식을 먹기 좋고 소화가 잘되는 시간이다.

2. 동화 주기(밤 8시~새벽 4시, 8시간) : 섭취한 영양분을 세포로 전달하고, 세포가 새로 만들어지는 시간. 이 시간에는 가급적 식사를 하지 않는다.

3. 배출 주기(새벽 4시~낮 12시, 8시간) : 소화하고 남은 찌꺼기와 몸에서 나온 쓰레기를 배출하는 시간. 배출 주기인 아침에는 식사를 많이 하면 불편하다. 아침 식사를 하려면 과일이나 과채주스만 마실 것을 추천한다.

인체의 3주기	시간	비고
섭취, 소화 시간	낮 12시~밤 8시	이때 음식을 주로 섭취하고 소화한다.
동화, 재배치 시간	밤 8시~새벽 4시	이때 소화된 영양이 각각의 기관에 공급된다.
배출, 배변 시간	새벽 4시~낮 12시	이때 사용하고 남은 찌꺼기가 배출된다.

소화력으로 보면 오후가 가장 강하고, 밤이 그다음으로 강하고, 아침의 소화력이 가장 약하다. 그래서 아침은 소화가 가장 쉬운 음식을 먹어야 한다. 인체의 3주기를 보면 오전은 배출 주기다. 섭취 주기인 식사 시간이 아니다. 아침 식사를 한식으로 잘 차려서 먹는 사람도 많다. '아침을 가장 든든하게 먹어야 한다'라는 말도 있다. 하지만 오전은 배출 주기이기 때문에 소화가 힘든 일반식은 어울리지 않는다. 그래서 아침에는 가장 소화가 쉬운 음식인 과일만 먹는 것이 가장 좋다. 과일과 생채소를 반반 먹어도 좋다. 생과일과 생채소는 효소가 있기 때문에 소화 에너지가 가장 적게 든다. 생채소와 생과일의 소화 시간은 30분에 불과하다. 채소와 과일을 2:1~3:1의 비율로 믹서에 갈아서 만든 그린스무디도 좋은 아침 식사가 된다. 아침 식사 시간은 7시가 적당하다.

점심 식사 직전에 과일을 먹는 것은 좋은 식사법이다. 그래서 아침 식사를 점심 식사 직전에 하는 것도 좋다. 오전 11시나 오전 11시 반에 그린스무디나 과일, 채소를 충분히 먹으면, 12시에 점심 식사를 하기 전에 충분한 미량영양소(비타민, 미네랄, 효소, 피토케미컬, 식이섬유)가 공급되어 점심 식사와 함께 영양의 균형이 잘 맞게 된다. 소화 주기는 낮 12시에서 저녁 8시이므로, 1일 1식을 하기에는 그 중간인 오후 3~4시가 가장 유리하다. 가장 소화가 잘되는 시간이기 때문이다(필자는 1일 1식을 추천하지는 않는다. 만일 한다면 1끼를 자연 채식 위주로 아주 건강하게 먹어야 한다).

저녁 8시 이후의 야식은 두 가지 이유로 몸에 해롭다. 첫째, 8시 이후는 동화, 재배치의 시간이어서 음식을 먹으면 소화시키느라 동화, 재배치가 어렵게 된다. 둘째, 야식을 먹으면 4시간 후에 소화된 다음에 자야 하니 수면에 방해가 되고, 수면시간이 늦어지면 수면이 부족해진다. 그래서 야식이라는 나쁜 습관을 반드시 끊어야 한다.

비만한 채식주의자

비만한 비건(채소, 과일, 해초, 곡물만 먹는 완전 채식주의자)들이 있다. 그들은 동물성 식품을 전혀 먹지 않고 채식만을 먹는다. 하지만 그들은 나쁜 탄수화물을 먹는 경우가 많다. 가장 좋은 비건은 로푸드(생채소, 생과일)다.

나쁜 탄수화물은 피자, 감자튀김, 도넛, 빵, 과자 등 정제 탄수화물이다. 채식해도 기름에 튀기거나 볶은 음식을 먹어서는 날씬할 수 없다. 기름은 다이어트의 가장 큰 적이다. 튀긴 음식은 모두 독성 물질(트랜스 지방)이다. 많은 사람이 감자튀김을 먹으면서 채식을 한다고 착각한다. 감자튀김은 트랜스 지방이며, 가장 나쁜 정크 푸드다. 과일, 채소, 통곡물 등의 진짜 탄수화물을 자연에 가깝게 생으로 먹어야 건강한 채식주의자가 될 수 있다.

언제 먹어야 할까?

'아침 식사를 꼭 먹어야 한다. 아침은 황제처럼 먹어야 한다'라는 말들은 식품회사에 유리한 개념이다. 과거에는 하루에 1~2끼를 먹었고, 굶는 것을 밥 먹듯 했다. 인류가 굶주림을 면한 것은 100년 안쪽의 일이다. 한국에서도 보릿고개가 사라진 것은 100년도 안 되었다. 하루 3끼는 산업혁명 후에 생긴 것이다. 인간은 배가 고프면 먹고, 배가 부르면 먹지 않아야 한다. 모든 동물이 마찬가지다. 비만은 너무 많이 너무 자주 먹어서 생긴 병이다. 즉, 과식이 비만의 원인이다. 인체는 음식이 있을 때는 먹고, 없을 때는 지방을 태워서 사는 동물이다. 그런데 계속 많이 먹으면 지방이 탈 시간이 없다. 몸이 지방을 태우지 못하는 것이다.

현대인은 하루 24시간을 만복의 상태로 지내는 경우가 많다. 자기 전까지 먹는데 그 음식이 소화가 잘 안 되는 음식이어서 자는 동안에도 음식이 다 소화되지 못하기 때문이다. 위와 장은 24시간 풀가동으로 일하고 결국 지치게 된다. 아침을 먹지 않으면 전체 칼로리 섭취를 33% 줄일 수 있다. 아침을 먹으면 공복 시간이 짧아지기 때문에 몸에 해롭다. 이상적인 식사는 하루 2끼다. 12시 점심, 5시~6시 저녁 식사다. 다이어트에서 가장 쉽고 중요한 것은 아침을 먹지 않는 것이다. 조식을 폐지해야 한다. 조식 폐지만으로 공복 시간은 4~5시간 증가한다. 늘어난 공복 시간에 간의 지방을 더 태우고, 몸속 노폐물을 제거할 수 있다.

조식 폐지보다 더 좋은 것은 아침 과일식이다. 과일은 소화가 매우 쉽다. 칼로리가 낮고 소화 시간이 20~30분으로 짧고, 미량영양소가 많아서 아침 과일식은 아침을 굶는 것보다 영양의 밸런스 면에서 더 좋은 선택이다. 굶으면 근육이 소실된다는 두려움이 있다. 《간헐적 단식》의 저자이며, 국내 유명 보디빌더인 아놀드 홍과 《먹고 단식하고 먹어라》의 저자 브래드 필론(Brad Pilon)은 간헐적 단식을 해도 근력 운동을 한다면 근육이 줄지 않는 것을 실험을 통해 증명했다. 1~2끼, 24~48시간의 단식으로는 근육이 소실되지 않는다.

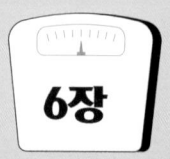

6장

개별음식 분석

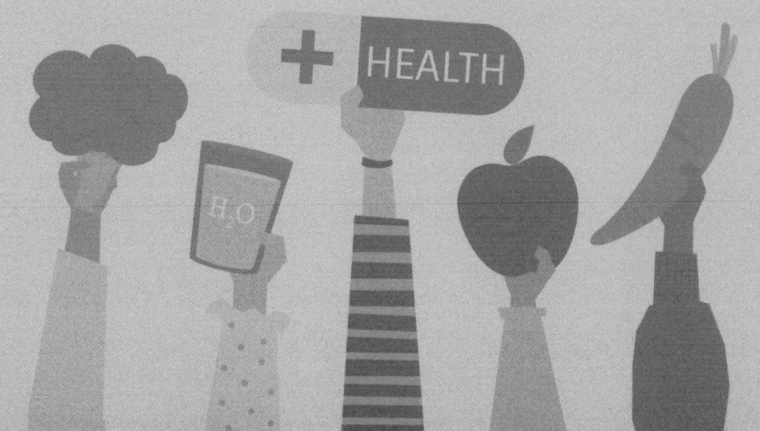

6장
개별음식 분석

(소, 돼지, 닭)고기

고기는 축산 과정에서 항생제와 성장 촉진제, 페니실린, 테트라시클린, 세슘 등의 독소가 많이 들어간다. 과거에 한국에서는 소에게 주로 풀을 먹였고, 풀이 없는 겨울에는 벼를 추수하고 남은 짚을 삶아서 여물을 먹였다. 하지만 현재의 소들은 풀이 아닌 사료를 먹고 자란다. GMO 가공된 옥수수가 주된 사료의 재료다. 사료뿐만 아니라 동물성 지방과 단백질을 먹여서 키운다. 소는 원래 풀을 먹는 동물이다. 풀을 먹는 동물에게 동물성 지방과 단백질을 먹이면 그것은 소에게 독소가 되고, 몸에 들어온 독소로 인해 소가 엄청나게 살이 찌게 되니 축산업자에게는 큰 이익이다. 그래서 고기를 먹을 때는 될 수 있으면 지방이 적은 부위를 삶아서 먹는 것이 가장 좋다. 하지만 우리 입맛에는 근육에 지방이 섞인 소위 마블링이 좋은 고기가 맛이 있다. 지방이 많아서 부드럽고 기름지기 때문이다. 소가 옴짝달싹 못하게 좁은 우리에서 키운 고지방 소고기가 A+, A++ 플러스 등급의 최상급 고기가 된다. 일본에서도 와규(和牛)라고 해 지방이 많은 고기를 최상급으로 친다. 하지만 이런 고기 속의 포화지방은 혈관을 막히게 하는 콜레스테롤이 가득하다. 또한, 캠프장이나 갈빗집에서는 고기를 주로 숯불에 직화로 굽게 되는데, 그렇게 구우면 고기와 불꽃이 닿는 면에서 지방이 검게 타면서 '아크릴아마이드(Acrylamide)'라는 발암 물질이 발생한다. 프라이팬에서 고기를 굽게 되면 고기에서 나온 지방에 고기가 튀겨지면서 트랜스 지방이 나온다.

고기는 삶아서 먹는 것과 쪄서 먹는 것이 독소가 가장 적고, 고기 속의 독소가 가장 많이 배출된다. 다이어트 집중 기간인 4주간은 고기를 먹지 말고, 다이어트가 끝난 후 유지기에는 일주일에 1~2번만 부드러운 채소(상추 등)를 함께 먹으면 좋다.

가끔 육류업계에서 채식에는 비타민 B12가 없어서 고기를 먹어야 한다고 주장하는데, 김과 해조류에는 비타민 B12가 많다. 해조류를 먹으면 비타민 B12의 부족 문제는 없다. 닭고기에는 비소가 있고, 성장 촉진제와 항생제가 많다. 소, 닭, 돼지 중에서 가장 약품이 가장 많이 들어 있는 것이 닭이다. 많은 사람들이 채소와 과일에 묻은 소량의 농약을 걱정하지만, 가장 큰 문제는 고기에 함유된 여러 가지 화학물질이다.

키토제닉 다이어트

전 세계적으로 키토제닉 다이어트가 큰 인기다. 저탄고지와 키토제닉 다이어트는 과당과 탄수화물을 줄이고, 고기와 지방을 늘려서 인슐린 분비를 줄이는 다이어트 법이다. 인슐린 분비가 줄면 모은 지방을 태우고, 지방을 태우면 다이어트에 성공한다. 여기서 주의해야 할 탄수화물은 정제 탄수화물이다(비정제 탄수화물은 아니다). 과당이나 탄수화물을 먹으면 인슐린의 분비가 증가하고, 인슐린의 분비가 증가하면 몸은 지방을 사용하는 것이 멈춘다. 그러다 인슐린이 감소하면 허기를 느껴 다시 당을 섭취하게 되어 악순환이다. 지방은 전혀 사용하지 못하고 배고픔이 반복되는 것이다. 이것을 끊기 위해서 지방과 단백질 섭취를 늘리고 흰밥, 흰 빵, 면, 밀가루를 극히 제한하는 것이다.

콜라, 도넛, 햄버거, 피자, 파이, 라면 등은 당연히 인슐린 분비를 급증시켜서 몸에 나쁘다. 그러면 동물성 식품은 몸에 좋을까? 동물성 식품은 식이섬유가 전혀 없다. 그래서 소화 시간이 길고 변비로 인해 변이 장에 오래 머물기에 해롭다. 동물성 식품이 장에 오래 머물면 독소가 배출되고, 그 독소가 피를 오염시키고, 오염된 피는 각종 장기에 악영향을 미쳐서 질병의 원인이 되기 때문이다. 그래서 저탄고지나 키토 다이어트가 완벽한 것이 아니다.

저탄고지나 키토 다이어트가 완벽해지려면 채소를 많이 먹어야 한다. 비정제 탄수화물인 과일, 채소, 통곡물, 콩, 뿌리채소, 해조류, 버섯에는 식이섬유가 많다. 그래서 배변이 잘되고 독소와 함께 배출된다.

생선(수은)

지금은 공해 시대다. 바다도 이미 오염되어서 생선도 추천하지 않는다. 수은, 항생제, 중금속(카드뮴, 납, 비소)이 많이 함유되어 있고, 생선 기름에도 독성물질이 많아서 좋지 않다. 생선은 참치나 연어같이 먹이사슬 상단의 큰 고기의 일부를 먹는 것보다 멸치 같은 작은 물고기를 통째로 먹는 것이 수은 중독을 피하고 영양학적으로 더 유리하다. 생선 역시 다이어트 집중기인 4주간은 먹지 말고, 목표체중에 도달해 다이어트가 끝난 후 유지기에 작은 생선을 위주로 한 주에 1~2회 먹는 것을 추천한다.

오메가3를 먹어야 하기에 생선을 반드시 먹어야 한다는 주장이 있다. 하지만 채소에도 오메가3가 풍부하다. 오히려 생선 기름은 LDL 콜레스테롤 수치를 높이고, 뇌경색과 뇌출혈의 위험을 높인다. 물론 소, 닭, 돼지고기와 생선을 비교하면 소, 닭, 돼지고기의 기름은 인간의 체온보다 더 높은 온도에서 녹지만, 생선 기름은 인간의 체온보다 더 낮은 온도에서 녹기 때문에 생선이 소, 닭, 돼지고기보다 혈액순환에는 좀 더 낫다고 볼 수 있다. 또한 소와 돼지와 닭은 100% 사료를 먹지만, 생선은 대부분 사료를 먹는 양식이 아닌 자연산이기 때문이다. 다시 말해, 생선은 안 먹는 것이 좋고, 먹는다면 멸치, 꽁치, 고등어 등의 작고 자연산 생선을 위주로 먹자.

우유

우유는 액체 고기, 액체 지방으로 보아도 무방하다. 다이어트를 할 때는 지방을 줄일 필요가 있다. 통곡물과 콩에 적당량의 충분한 단백질이 있어서 고기, 생선, 우유, 달걀의 과잉 단백질은 필요 없다. 과잉 단백질은 내 몸에 사용되지 않고, 오히려 소화하고 처리하는 데 에너지만 사용된다. 우유는 다이어트의 가장 큰 적이다. 그런데 우리는 우유가 완전식품이라고 세뇌당하고 있다. 우유는 결코 완전식품이 아니다. 진짜 완전식품은 녹색 잎과 통곡물이다. 우유를 많이 먹으면 비만, 암, 심장질환, 관절염, 편두통, 알레르기, 중이염, 기관지염 등의 원인이 된다. 우유는 송아지의 먹이다. 우유는 끈적한 점액질로 창자에 들러붙어서 다른 영양의 흡수를 막는다.

대부분의 사람들은 우유를 먹으면 칼슘이 보충된다고 생각한다. 그래서 뼈 건강을 위해서 칼슘을 섭취하려고 우유를 먹는 사람들이 많다. 그런데 매우 높은 산성 음식인 우유를 많이 먹으면 몸이 산성화가 되고, 산성화된 몸을 중화시키기 위해서 뼛속의 칼슘을 끄집어낸다. 그래서 오히려 우유를 먹을수록 몸은 더 산성화된다. 하버드 대학에서 1980년부터 12년간 추적조사를 해보니 우유를 많이 마실수록 뼈가 부러지기 쉬웠다고 한다. 뼈를 강하게 하려고 먹은 우유가 오히려 뼈가 약해지고, 잘 부러지는 결과를 만들어냈다.

우유의 IGF-1은 성장인자다. 빠른 성장 유도물질은 암을 촉발할 수 있다. 우유에는 성장호르몬이 있고, 이것이 초등학생 성조숙증의 원인이다. 또한 우유 단백질의 87%는 카세인이고, 카세인 역시 발암 물질이다. 또한, 우유는 각종 알레르기를 유발하고 포화지방이 많다. 우유에는 젖소에게 투여된 많은 항생제와 약품이 들어 있다. 우유를 마시면 그 항생제와 약품이 우리 몸에 들어온다. 진짜 칼슘이 많은 식품은 깨, 견과, 다시마, 녹색 잎, 무화과, 대추, 자두 등이다. 단백질은 호박씨, 십자화과 채소(브로콜리, 콜리플라워, 양배추 등), 감자, 청경채, 콩류(강낭콩, 병아리콩, 렌즈 콩 등), 귀리, 토마토, 퀴노아, 버섯, 순무 잎, 스피룰리나, 아몬드, 루콜라 등에 많다. 단백질 보충 때문에 우유를 먹을 이유는 없다. 이득보다 해로움이 더 많기 때문이다.

젖소에서 우유가 계속 나오려면 소가 늘 임신해야 한다. 임신 상태의 몸을 만들려면 소에게 여성호르몬을 대량으로 투여해야 한다. 여성호르몬은 성장판을 빨리 닫게 하고 노화를 촉진한다. 젖소는 24시간 착유기를 부착하고 있기에 상처와 고름이 생기고, 이것은 우유에 포함된다. 그런 병균을 멸균하기 위해 우유에 열을 가해서 영양이 파괴된다. 즉, 단백질 섭취를 위해서라면 우유보다 콩을 권한다.

달걀

한국의 엄마들은 아이가 키 크기를 바라는 마음에 달걀을 많이 먹인다. 달걀은 요리하기 쉽고 대표적인 단백질 식품이라고 생각하는 경향이 많다. 하지만 달걀에는 항생제, 성장촉진제, 여성호르몬이 많다. 조류는 봄, 가을에만 각각 10개 정도의 알을 낳는다. 1년에 20개의 달걀로는 사업적으로 수지가 전혀 맞지 않는다. 그런데 닭에게 여성호르몬을 대량 투여하면 연간 320개 이상의 알을 낳는다. 또한 달걀에는 황이 있다. 황은 간과 신장에 부담을 준다. 달걀에는 성장호르몬 등 여러 가지 화학물질이 첨가되어 있다. 좁은 케이지 안에서 계속 알을 낳는 닭이 건강하거나 행복할 수 없다. 그래서 요즘 자연방사 유정란인 1번 달걀이 좋다고 한다. 그나마 자연방사 유정란이 낫다. 하지만 가장 좋은 것은 하루에 하나 이하로 먹거나 아예 먹지 않는 것이다.

유제품

유제품은 요구르트, 치즈, 버터 등을 말한다. 유제품은 우유와 마찬가지로 식이섬유는 전혀 없고 매우 고지방 식품이다. 그래서 몸에 해롭다.

요구르트는 대부분 설탕이 많이 첨가되어 있어서 나쁘지만, 집에서 만들면 설탕이 없다. 집에서 만든 요구르트를 소량이라면 먹어도 좋다. 치즈에는 지방 외에는 영양이 거의 없다. 하지만 지방이 70%이어서 칼로리는 매우 높다. 그래서 살이 찌게 된다. 치즈에는 낮은 수준의 모르핀 성분이 있어서 중독성이 있고, 습관적으로 먹게 된다. 먹는다면 소량만 먹자. 버터는 순도 100%의 지방이다. 버터의 지방은 식용유보다는 훨씬 좋다. 자연에서 나온 기름이기 때문이다. 하지만 지방을 먹으면 체내에 지방으로 축적된다. 버터를 일부러 먹을 이유는 없다. 다이어트 기간에는 특히 그렇다. 버터는 종류가 많다. 그나마 좋은 버터는 목초를 먹인 소에서 나온 순수 우유지방으로 만든 '기 버터'다. 기 버터는 시판되는 기름 중에 그래도 자연에 가까운 기름이다. 하지만 모든 오일은 혈관과 세포막을 막기에 소량만 먹기를 바란다.

아이스크림

한국에서 가장 인기 있는 아이스크림인 배스킨라빈스 31의 창업자의 아들 존 라빈스(John Robbins)는 공동 창업자인 삼촌이 혈관질환으로 사망하는 것을 보고, 배스킨라빈스를 상속받기를 거부하고 아버지와 다른 자연의 삶을 살기로 한다. 그는 환경, 건강, 음식에 관한 책인 《음식혁명》, 《100세 혁명》, 《인생혁명》, 《육식의 불편한 진실》 등을 집필했다. 아이스크림은 물과 기름의 혼합물이다. 원래 물과 기름은 섞이지 않는데, 이 둘을 섞이게 하려면 유화제가 들어간다. 또한 여러 가지 착색제와 식품첨가물이 들어간다. 바닐라를 단 1g도 넣지 않고, 풍부한 바닐라 향을 만들 수도 있다. 그래서 아이스크림은 식품첨가물의 집합체이고, 지방과 설탕의 결합체다. 지방은 혈관을 막는 역할을 한다. 아이스크림은 먹지 말아야 할 음식이다. 아이스크림 대신에 과일을 얼려서 먹거나 셔벗을 먹는 것을 추천한다.

오일

식용유는 크게 제조 방법에 따라 압착유와 추출유로 나뉜다. 콜드 프레스 방식으로 짠 고급 엑스트라 버진 올리브오일은 추출유보다 더 낫지만 그래도 추천하지 않는다. 엑스트라 버진 올리브오일도 시간이 지나고 상온에 보관하면 결국 산화된다. 오일은 다이어트의 큰 적이다. 단백질과 탄수화물이 1g당 4kcal인데 지방은 9kcal다. 기름의 높은 칼로리와 고소한 맛은 음식을 더 먹게 하고, 더 살찌게 한다. 1티스푼이 120kcal다. 대부분의 식용유는 추출유다. 기름 성분을 추출하기 위해 헥산이라는 유기용매를 사용하는데, 이 헥산의 성분이 경유(석유)다. 신경독소물질이다. 기름을 추출 후에도 헥산이 일부 남아 있다. 또한 정제과정에서 해로운 물질(트랜스지방)이 만들어진다. 들기름은 추출 과정에서 열을 가해서 기름이 산패되어서 독성 물질이 나오게 된다. 신선하고 좋은 지방을 먹고 싶으면 깨나 올리브나 콩을 직접 씹어 먹는 것을 추천한다.

햄과 소시지

1급 발암 물질이면서 가장 해로운 가공 식품이 햄과 소시지, 베이컨 등의 가공육이다. 햄과 소시지에는 아질산나트륨이 함유되어 있다. 아질산나트륨은 가공 식품업체에는 1석 3조의 식품이다. 변질을 막고, 색을 싱싱하게 보이게 하며, 맛을 부드럽게 한다. 첨가물 하나로 세 가지 좋은 효과를 내니 업체에서는 안 쓰기 어렵다. 그래서 유해성을 인정하면서도 계속 사용한다. 하지만 독성이 매우 강하다. 아질산나트륨이 인체로 들어오면 니트로사민으로 바뀐다. 니트로사민은 면역력을 낮추고 당뇨를 일으키고 지방간, 치매를 불러온다. 그나마 채소를 함께 먹으면 채소의 비타민 C가 아질산나트륨이 니트로사민으로 바뀌는 것을 막는다.

> **아질산나트륨(sodium nitrite)**
> 아질산염(亞窒酸鹽)으로 불리며, 주로 식육가공품의 보존제 및 발색제로 사용되는 화학 물질로, 금속공업, 연구 및 의학적 용도로도 널리 사용된다. 포유류에

대해 극독성을 띠는데, 반 수치사량은 시궁쥐에 경구 투여 시 180mg/kg이다. 단시간에 과량을 흡입할 경우 메트헤모글로빈혈증을 일으켜 사망할 수 있다. 아질산이온에 오염된 음용수를 영아가 섭취할 경우 산소 결핍에 의한 청색증을 보일 수 있다. 아질산염을 한 번에 4~6g 이상 섭취할 경우, 성인도 청색증이 나타날 수 있으며, 이러한 내인성 질식은 준비가 철저할 경우 신체 다른 부위보다 뇌 손상이 먼저 일어나 혼수상태에 빠지게 된다.

에너지 음료

카페인이 많다. 카페인은 신경독소 물질이다. 식품첨가물도 많다. 색소, 설탕, 과당, 향료, 산도조절제 등이 들어간다. 정신을 차리게 하고 집중력 향상을 위해 직장인과 학생들이 많이 섭취하지만, 오히려 신체 리듬을 깨고 건강을 해롭게 한다.

가공 식품

채식주의자여도 가공 식품을 먹는 사람은 건강하지 못하다. 가공 식품을 먹는 사람은 비만하고 질병에 약하다. 가공 식품에는 나쁜 기름뿐만 아니라 방부제와 온갖 첨가물이 들어간다. 설탕, 기름, 밀가루, 조미료, 소금이 합해지면 강력한 중독성을 일으켜서 아무리 먹어도 계속 더 먹게 된다.

공장 식품

공장에서 대량으로 만들어지는 식품이다. 이 음식에서 가장 중요한 것은 유통기한이다. 음식을 1,000개, 10,000개 만들어도 이 음식이 상하면 나의 이윤은 0이 되는 것이 아니라 마이너스가 되는 것이다. 그래서 공장 식품의 가장 중요한 점은 음식이 상하지 않게 방부제 처리를 하는 것이다. 보존료를 넣으면 음식이 상하지 않는다. 향과 맛과 색을 위한 첨가물이 몸에는 큰 독소로 작용한다.

정크푸드

열량은 높지만 영양가가 거의 없는 패스트푸드, 인스턴트 식품의 총칭이다. 정크푸드에는 비타민, 미네랄, 효소, 피토케미컬, 식이섬유가 거의 없다. 우리의 위는 물리적인 양(부피)이 차야 함과 동시에 영양적으로도 충분할 때 배부름과 만복의 충분함을 느낀다. 하지만 패스트푸드는 아무리 먹어도 영양적으로 채워지지 않는다. 패스트푸드를 많이 먹어도 영양실조가 될 수 있다는 것이다.

설탕

흰 설탕은 해롭다. 마스코바도(원당)를 추천한다. 설탕은 인간의 미각을 교란시키고 배불러도 계속 먹게 한다. 느끼한 피자와 햄버거, 치킨도 콜라와 함께라면 계속 먹을 수 있게 된다. 설탕을 많이 먹으면 기억력의 중추인 해마를 위축시켜 혈관성 치매 위험을 높인다. 비만이 되고 제2형 당뇨와 암의 위험 또한 높인다. 설탕은 달콤한 독약, 하얀 독약이다. 설탕보다 10배 이상 치명적인 것은 '액상과당'이다.

밀가루(빵)

흰 밀가루는 해롭다. 통밀을 먹기를 추천한다. 밀가루는 주로 미국산인데 엄청난 농약을 살포한다. 그래서 벌레가 생기지 않는다. 밀가루에는 글루텐이라는 단백질이 있다. 글루텐은 밀가루에 탄력과 신맛을 제공한다. 일부 사람들에게는 밀 알레르기를 유발해 소화 불량, 가스 및 복통, 피부 발진을 일으킨다. 밀가루는 과자, 빵 등 모든 가공 식품의 주재료다. 흰 밀가루는 식이섬유가 없는 대표적인 당질 식품으로, 혈당을 급상승시킨다. 우리 밀이나 유기농 통밀은 흰 밀가루보다 건강하고 좋은 대체 식품이다. 빵을 끊기가 어렵다면 바게트나 베이글을 추천한다. 가장 첨가물이 적기 때문이다.

쌀

흰쌀은 해롭다. 현미를 추천한다. 흰쌀은 영양이 없고 산성 식품인데,

현미는 알칼리성 식품이면서 영양도 풍부하다. 현미는 1분도미와 9분도미가 있다. 10분도미는 흰쌀이다. 되도록 덜 깎은 1분도 현미가 몸에 가장 좋다. 현미에는 각종 비타민과 미네랄이 있다. 질 좋은 식물성 기름이 들어 있고 식물성 단백질도 풍부하다. 식이섬유가 많아서 배설이 잘되고 몸속 노폐물을 배출시킨다. 현미의 휘친산은 각종 공해물질과 독소를 제거하는 탁월한 효과가 있다. 현미는 몸속 독소를 제거하고 배출시킨다. 반면에 흰쌀은 영양이 없고 당질만 높아서 설탕과 매우 유사한 혈당 급등 반응을 일으킨다. 그래서 흰쌀을 먹으면 혈당이 급상승한다. 외식할 때는 흰밥을 절반 이하로 먹거나 먹지 않는 것을 추천한다. 다이어트 중이라면 현미밥도 하루에 1공기 이내로 줄이고 유지기라면 하루에 2공기까지 허용한다.

조미료

MSG는 먹어서는 안 된다. 천연향신료, 허브, 천연소금을 추천한다. MSG는 미각을 잃게 만든다. MSG는 배가 불러도 계속 먹고 싶게 만든다. MSG가 들어간 음식을 적극적으로 피해야 한다. 외식하면 대부분 MSG를 엄청나게 많이 사용하기 때문에 외식을 줄이는 것도 MSG 섭취를 줄이는 방법이다. 최고의 천연 조미료는 천연 식초, 소금, 후추, 레몬 등이다.

소금

천연소금은 미네랄을 다량 함유하고 있어서 좋지만, 정제염(맛소금 등)은 나쁘다. 정제염은 고혈압의 원인이 된다. 몸을 산성화시킨다. 산성화된 몸은 물을 끌어당겨서 체중이 늘어난다. 그래서 좋은 소금만 먹어야 한다. 과일과 채소 안에도 염분이 있어 이것을 충분히 먹으면 염분이 부족할 리가 없다. 그리고 생미역, 생톳, 생다시마, 함초 등에는 천연의 염분이 있어서 좋다. 이런 음식을 먹는 것은 좋은 소금을 섭취하는 것과 같다. 반면에 햄, 소시지, 치즈에는 정제 나트륨이 들어 있다. 정제 나트륨은 절대 먹어서는 안 된다.

커피

한국인의 커피 사랑은 엄청나다. 하지만 커피와 홍차에는 카페인이 있다. 카페인은 중독성이 있고 금단현상, 의존성이 있어서 코카인과 비슷하다. 또한, 카페인은 혈압 상승, 태아 장애, 당뇨, 신부전, 위궤양, 췌장암, 혈당 상승의 원인이 된다. 디카페인 커피는 화학 용매제가 많아서 위험하다. 커피는 뇌를 자극해서 흥분시키고, 그로 인해 잠이 오지 않게 한다. 심장이 두근거리게 하고 위를 자극해서 속이 쓰리게 한다.

커피의 원두는 녹색이다. 콩에는 기름이 많다. 그런데 지방이 많은 콩을 열을 가해 볶으면 짙은 갈색이 된다. 그러면서 1급 발암 물질 아크릴 아마이드가 나온다. 로스팅 작업을 한 커피는 가급적 신선할 때 마시는 것이 좋다. 지방에 열을 가하고 시간이 지나면 산화가 시작된다. 원두도 오래되면 산패된 나쁜 지방을 마시는 것과 같다. 요즘 대부분의 카페에는 허브티가 있으니 커피 대신 히비스커스, 자스민, 페퍼민트, 캐모마일, 루이보스 등의 허브티를 마시는 것을 추천한다. 보이차도 다이어트에 효과가 있다. 커피를 꼭 마셔야 한다면 낮 1시 이전에 한 잔 정도만 아메리카노로 마시는 것을 추천한다. 우유가 들어간 라떼는 추천하지 않는다. 특히 설탕과 프림이 섞인 믹스커피는 설탕과 지방이 너무 많아서 절대 추천하지 않는다.

콜라

콜라와 사이다, 환타 등의 청량음료는 인산, 백설탕, 카페인, 콜타르가 있다. 다이어트 콜라는 화학성분이 많아서 몸에 더 해롭다. 암이 가장 좋아하는 것이 설탕이다. 설탕은 비만의 큰 원인이다. 요즘 콜라는 설탕보다 수십 배 더 달고, 가격이 싼 액상과당을 사용한다. 액상과당은 설탕보다 훨씬 더 혈당을 치솟게 한다. 설탕보다 강력한 액상과당은 몸을 산성화시켜서 몸속 칼슘을 고갈시켜 뼈를 약하게 하고, 중독성과 암의 원인이 되기에 추천하지 않는다. 다이어트 콜라는 일반 콜라보다 더 해롭다. 다이어트 콜라의 아스파탐은 발암 가능 물질이기 때문이다.

초콜릿

현대의 초콜릿은 거의 설탕에 가깝다. 카페인이 있고, 암의 원인이 되기에 추천하지 않는다. 카카오 90%와 99%의 초콜릿은 체중 감량에 좋다고 하는데, 그래도 가공 식품이기에 추천하지는 않는다. 카카오 90%와 99% 초콜릿은 거의 쓴맛이다.

술

술은 1급 발암 물질이다. 1잔 정도의 와인은 좋지만, 모든 술은 과하면 간과 신장에 무리를 준다. 술을 마시면 칼로리가 높은 안주를 먹게 되기도 한다. 모든 야식은 숙면에 방해가 되고, 위와 장과 간에도 무리를 준다. 술은 설탕이 없는 소주나 위스키나 적색 와인을 한 달에 1번 정도 조금 마시는 것을 추천한다.

영양제

채소와 과일을 먹는다면 굳이 영양제를 먹을 필요는 없다. 영양은 음식으로 섭취할 때가 가장 좋고, 특정 성분만 추출해서 먹는 방식은 추천하지 않는다. 아무리 좋은 것도 순도 100%로 추출하는 것은 좋지 않다. 영양이란 다른 영양과 조화가 될 때 몸에 좋은 것이다. 특정 성분만 추출해 농축한 영양제는 추천하지 않는다. 일부 비타민은 천연 제품이 아니라 석유 추출물이어서 알약에 불을 붙이면 타는 경우도 많이 있다.

튀김

튀긴 음식은 가장 맛있고 고소하다. 반면에 가장 해로운 음식이기도 하다. 먹고 싶다면 조금만, 생채소와 함께 먹기를 바란다. 식용유는 원재료보다 싸다. 콩 식용유는 콩보다 싸고, 옥수수 식용유는 옥수수보다 싸다. 값싼 콩과 옥수수는 대부분 GMO 작물로 키워진 것일 가능성이 크다. 그래야 원가가 싸지기 때문이다. 모든 튀김 요리는 트랜스 지방이다. 기름에 열을 가하면 가장 위험한 기름인 트랜스 지방으로 바뀐다. 트랜스 지방은 가장 해로운 기름이고 독성 물질이다. 그래서 튀김은 아예 먹지 않는 것이 좋다.

과일

과일은 반드시 공복에 먹어야 한다. 과일을 가장 잘못 먹는 방법은 식사 후에 후식으로 먹는 것이다. 대부분의 한국인이 과일을 후식으로 먹는다. 과일은 누구나 좋아하고 30분 만에 소화가 된다는 강점이 있다. 과일은 소화 속도가 빨라서 식후에 먹으면 먼저 먹은 음식과 섞이면서 발효(부패)되어 소화 불량이 될 가능성이 크다. 인간은 다른 동물과 달리 비타민 C를 체내에서 만들어낼 능력이 없어 과일을 자주 충분히 먹어야 한다.

아침 식사는 무조건 과일로 하고, 점심과 저녁 중 한 끼를 과일로 대해 체도 좋다. 초기 인류의 주식은 과일이었다. 인류의 조상은 프루테리언(fruitarian)이었다. 몸 안의 독소를 배출하는 최고의 방법은 과일을 섭취하는 것이다. 과일은 식후에 먹는 것이 아니라 식전에 먹어야 한다. 식전에 과일을 먹으면 몸에 필요한 미량영양소가 먼저 들어오기 때문에 식사량이 감소한다. 아침 식사는 과일만 먹고, 점심과 저녁 식사 전에 과일을 먼저 먹는 것이 좋다. 과일에는 비타민, 미네랄, 효소, 피토케미컬, 식이섬유가 많다. 과일은 알칼리성 음식이어서 산성 체질을 중화시킨다. 산성 체질은 암이 발병하기 쉽다. 몸이 산성화되면 암뿐만 아니라 탈모, 비만, 위궤양이 온다. 과일과 채소를 갈아서 주스로 만들어 먹는 것도 좋은 방법이다. 단 편의점이나 마트에서 파는 과일주스는 설탕이고, 100% 산성이니 절대 먹지 않기를 바란다.

과일을 많이 먹으면 혈당이 오른다는 이야기가 있다. 하지만 식전 과일이나 공복 과일은 혈당을 올리지 않는다. 과일은 당뇨병의 원인이 아니다. 필자는 연속혈당 측정기로 과일 먹은 후의 혈당 상승을 몇 달간 측정해보았지만 전혀 오르지 않았다. 만약 혈당이 오르는 것이 두려워서 과일을 먹지 못한다면 생채소와 함께 먹으면 된다. 과일 100g과 당근,

오이 등의 채소 100g을 함께 먹으면 당분은 절반으로 줄어든다. 과일 100g과 채소 300g을 함께 먹으면 25%로 감소한다. 과일과 채소를 함께 먹기 어렵다면 믹서에 갈아서 그린스무디로 먹으면 된다. 25%의 과일의 단맛이 75%의 채소의 쓴맛을 없애주기 때문이다. 당뇨의 원인은 과일이 아니라 지방이다. 과일과 지방을 함께 먹으면 소화가 잘되지 않는다. 과일에도 영양분이 껍질에 많다. 될 수 있으면 껍질도 함께 먹도록 한다. 껍질의 농약이 걱정된다면 유기농 과일을 추천한다.

많이 먹어도 되는 과일	사과, 감, 배, 귤, 복숭아, 수박, 참외, 자두, 베리
너무 달아서 적게 먹는 것이 좋은 과일	포도, 바나나, 망고, 홍시, 파인애플
너무 칼로리가 많아서 안 먹어야 할 과일	건조 과일 : 건포도, 곶감, 말린 자두, 말린 살구, 말린 대추야자, 말린 망고

채소

채소는 우리가 가장 적극적으로 먹어야 할 식품이다. 가장 중요한 채소는 녹색 잎이다. 깻잎, 케일, 어린잎, 상추 등을 적극적으로 먹어야 한다. 녹색 엽록소에는 신비한 힘이 있다. 그 외에 양파, 토마토, 당근, 파프리카, 양배추 등 모든 채소에는 비타민, 미네랄, 효소, 피토케미컬, 식이섬유가 다량으로 들어 있다. 생된장과 함께 먹으면 유익균과 유익균의 먹이를 함께 먹는 것으로 매우 좋은 선택이다. 채소로 물김치를 담가 먹는 것도 채소와 유익균을 함께 먹는 좋은 방법이다.

통곡물

현미, 귀리(오트밀), 보리를 먹어라. 현미를 가장 추천한다. 전날 물에 불리거나 현미 멥쌀과 현미 찹쌀을 섞어서 밥을 지으면 부드럽고 먹기에 좋다. 현미에는 탄수화물, 단백질, 지방이 이상적으로 포함되어 있고, 백미에 비해 나트륨, 칼륨, 칼슘, 마그네슘이 몇 배로 들어 있다. 통곡물은 에너지가 풍부하고 영양이 풍부하다.

콩

콩은 완전식품이다. 콩은 혈당을 내리고, 단맛에 대한 욕구를 줄인다. 식욕도 억제해준다. 매일 수시로 먹기를 바란다. 수입 콩은 유전자가 조작된 GMO 식품의 가능성이 있기에 우리나라에서 생산된 콩을 먹어라. 그래서 마트에서 파는 두부도 추천하지 않는다. GMO 콩과 화학적 간수를 사용할 가능성이 크기 때문이다. 전문 두부식당에서 국산 콩으로 좋은 해수를 간수로 사용한 두부를 먹어야 한다. 병아리콩, 쥐눈이콩, 검은콩, 동부, 강낭콩, 리마콩, 렌즈콩, 팥, 흰콩, 완두콩 다 좋다. 콩은 탈모를 막아주고 흰머리를 검게 한다. 단백질을 중요하게 생각한다면 콩 섭취를 늘리길 바란다.

뿌리채소

생강, 비트, 연근, 마늘, 무, 당근, 감자, 고구마, 양파는 적극적으로 먹어야 한다. 뿌리채소는 혈액 생성을 돕는 철분이 풍부하다. 철분 흡수를 돕는 비타민 C도 풍부하다. 또한, 뿌리채소에는 피토케미컬과 항산화 성분이 많고 혈액을 깨끗하게 한다.

해조류

김, 다시마, 미역, 톳 등이다. 해조류는 피를 맑게 한다. 채식을 하면 비타민 B12가 없다고 하지만, 김과 해조류에는 비타민 B12가 많다. 해조류를 먹으면 비타민 B12가 부족할 리 없다.

깨

가장 좋은 기름을 신선하게 섭취하는 방법은 깨를 먹는 것이다. 밥과 반찬에 깨를 뿌려 먹는 것이 가장 좋은 지방을 섭취하는 방법이다. 깨 속에 들어 있는 양질의 기름은 신선도가 잘 유지된다. 깨는 고대부터 불로장생의 식품이며 항암식품이다. 또한 깨에는 필수아미노산, 불포화지방산과 칼슘, 철, 비타민 B1, 레시틴, 세사미놀 등이 들어 있다.

버섯

차가버섯과 상황버섯에는 항암 성분이 많이 있다. 하지만 함유량이 많고 적음의 차이만 있을 뿐, 모든 버섯에는 항암 성분이 있다. 그래서 모든 버섯을 적극적으로 먹는 것이 좋다. 샤부샤부나 국이나 수프에 넣어서 먹어도 좋고, 생으로 먹어도 좋다. 만성질환에 매우 좋은 음식이다. 버섯을 말려서 차로 마시면 내장지방 감소에 탁월하다.

견과류

견과류는 피스타치오, 헤이즐넛, 호두, 아몬드, 캐슈넛, 피칸 등을 말한다. 견과류에는 식물성 단백질과 식물성 지방이 많다. 그래서 좋은 식품이지만 조금만 먹기를 추천한다. 견과류는 지방이 매우 많아서 과식해서는 안 된다. 식물성 지방도 칼로리가 매우 높다. 지방은 몸에 들어오면 그대로 지방으로 저장된다. 지방은 칼로리가 매우 높다. 견과류는 구운 것과 생이 있지만, 구운 것보다 생으로 먹는 것을 추천한다. 생견과류는 더 쉽게 소화된다. 견과류는 지방과 단백질로 이루어져서 열을 가하고 시간이 지나면 산화될 수 있다. 그래서 구운 견과류를 오래 먹는 것은 추천하지 않는다. 신선한 생견과류를 빨리 먹고 조금 먹기를 바란다. 콩 중에는 땅콩이 특이하다. 땅콩은 일반 콩에 비해서 지방분이 굉장히 많다. 견과류로 분류해도 좋을 정도다. 그래서 땅콩도 구운 것보다는 생땅콩이 좋다. 많이 먹을 필요는 없다.

정리하면 견과류와 땅콩은 좋은 식품이지만, 과식하거나 오래된 것을 먹어서는 안 된다. 열을 가한 것도 안 된다. 생땅콩, 생견과류만을 소량 먹어야 한다. 만일 채식을 통해 좋은 지방을 섭취하기 위해서는 견과류와 땅콩을 먹기보다는 깨를 먹기를 바란다. 깨는 여러 겹으로 쌓여 있어서 속에 든 지방이 산화되기 어렵다. 깨에는 우수한 지방이 들어 있다. 음식에 깨를 뿌려서 먹는 것을 강하게 추천한다.

녹말 음식

녹말 음식은 쌀, 옥수수, 감자, 고구마, 콩, 밀, 수수, 보리 등이다. 아시아는 쌀을 먹고, 남아메리카는 감자를 먹었다. 중앙아메리카는 옥수수를 먹었고, 유럽은 밀을 먹었다. 과일은 빠르게 에너지를 공급하지만, 지속력은 약하다. 녹말은 지속해서 높은 에너지의 공급이 가능하다. 일본의 인력거꾼은 고기가 아니라 현미 주먹밥을 먹고 장시간 일했다. 고기를 먹으니 오히려 오래 일하지 못했다. 넷플릭스의 〈더 게임 체인저스〉를 보면 로마 시대 검투사의 뼈를 조사해보니 그들은 고기가 아니라 보리를 주로 먹었다고 한다. 하지만 현대는 과거와 달리 농사를 짓거나 고강도 노동을 하는 시대가 아니기 때문에 녹말 음식을 과식해서는 안 된다.

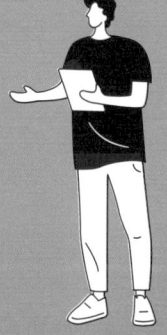

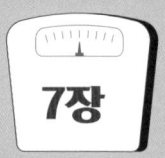

7장

질병 분석

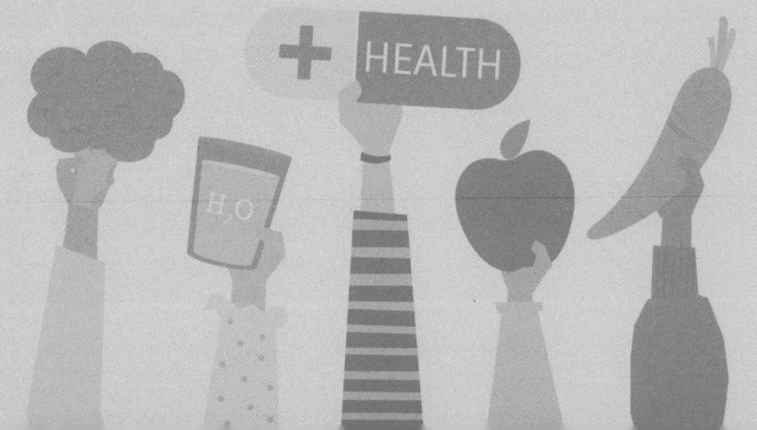

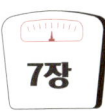

7장
질병 분석

당뇨

비만인의 60%는 당뇨병이 있다. 당뇨병은 오줌에 당이 나오는 병이고, 혈액에 당이 지나치게 많은 병이다. 당뇨병은 동맥경화, 심장질환, 신장 노화, 인체 시스템 노화, 실명, 신부전, 사구체신염, 망막증을 일으킨다. 그런데 이런 당뇨병 환자가 빠르게 늘고 있다. 당뇨병은 서서히 나타나서 모르고 지나는 경우가 많다.

필자도 2022년 1월 이사를 하면서 왼쪽 다리에 쥐가 심하게 나서 병원에 가니 피가 끈적끈적해져서 나타난 현상이고, 심한 당뇨라는 판정을 받았다. 그때까지 당뇨라는 것은 전혀 알지 못했다. 병원에서는 주로 약으로 당뇨를 치료하려고 한다. 하지만 당뇨 약은 끊기가 어렵다. 계속 먹어야 하는데, 모든 약은 속성이 독이고 부작용이 있다. 병원에서는 식습관 개선에는 큰 비중을 두지 않았다.

그 당시 병원에서 받은 당뇨에 주의할 음식이다. 맞는 부분도 있고, 틀린 부분도 있다. 첨가할 부분도 있다.

> **당뇨에 주의할 음식**
> 1) 과일(딸기, 귤, 오렌지, 한라봉, 포도, 사과, 배, 참외, 수박) 등
> 2) 간식(떡, 빵, 고구마, 감자, 과자, 호두, 땅콩, 케이크, 아이스크림, 커피) 등
> 3) 흰밥 =) 잡곡밥, 현미밥 대체
> 4) 술(소주, 막걸리, 맥주), 술안주, 꿀(유과, 조청) 등

여기에서 틀린 점은 1) 과일은 공복에는 먹어도 되고, 2) 고구마, 감자도 먹어도 된다. 맞는 것은 3) 흰쌀을 끊고 잡곡밥, 현미밥을 먹는 것과 4) 술, 술안주, 꿀을 안 먹는 것이다. 그리고 가장 중요한 것이 빠져 있다. 그것은 동물성 지방의 섭취를 줄여야 한다는 것이다. 즉 고기, 생선, 우유, 달걀을 줄이는 것도 첨부되었어야 한다.

인더 싱 박사는 80명의 당뇨 환자에게 극도의 저지방 식단과 당분 섭

취 완전 제한을 하자 6주 만에 60% 이상의 환자가 더 이상 인슐린이 필요하지 않게 되었다. 혈중 지방농도가 높으면 인슐린이 제 기능을 하지 못한다. 동물성 식품의 지방 섭취를 줄이면 혈중 지방농도가 낮아지고 인슐린이 제 역할을 하게 된다. 극도의 저지방, 고섬유소 식단을 하자 16일 만에 환자의 45%가 인슐린주사를 끊었다(출처 : 존 라빈스의 《육식의 불편한 진실》).

병원에서는 당뇨는 완치는 불가능하고 속도를 늦추는 것이 최선이라고 생각해 약을 평생 먹어야 한다고 생각한다. 처음에는 약을 먹지만 나중에는 인슐린 주사를 맞게 된다. 당뇨의 원인은 비만이 가장 크다. 음식을 계속, 수시로, 자주, 끊임없이, 많이 먹는 것이 문제다. 그다음으로는 스트레스가 원인이다. 많은 사람이 당뇨의 원인을 당분으로 보지만, 더 근원적인 원인은 중성지방이 많아서 생기는 병이다. 설탕이 당뇨의 주범이 아니다. 중성지방의 원인은 칼로리가 높은 고기, 생선, 우유, 달걀 등이다. 그래서 당뇨를 극복하려면 체중을 줄이고, 스트레스를 줄이며, 중성지방을 줄여야 한다. 체중이 줄고 중성지방이 줄면 당뇨는 저절로 사라진다. 체중과 당뇨는 상관관계가 매우 높다. 중성지방을 높이는 음식은 동물성 식품이다. 동물성 식품은 중성지방과 콜레스테롤이 많기 때문이다.

당뇨의 합병증을 자세히 보면 모두 혈관이 막혀서 생기는 병이다. 중풍은 뇌혈관이 막히는 병이고, 망막증은 눈 혈관이 막히는 병이다. 협심

증과 심근경색은 심장혈관 병이다. 만성신부전은 콩팥 혈관병이다. 그래서 당뇨는 혈당이 아닌 혈관을 관리하는 것이 맞다. 채소, 과일, 통곡물을 먹으면 당뇨를 극복할 수 있다. 정제된 녹말(흰 밀가루, 흰쌀, 파스타, 흰 빵, 흰 면, 흰 떡), 고기, 우유, 통조림, 냉동육, 생선, 기름, 탄산음료, 설탕을 끊고, 섬유소가 많은 통곡물과 채소와 과일을 먹으면 당뇨는 낫는다. 가장 중요한 것은 동물성 지방의 섭취를 줄이는 것이다. 땅콩과 아보카도도 지방이 많으니 될 수 있으면 적게 섭취하고, 녹색 채소 섭취와 콩 섭취를 늘린다. 또한 하루 2끼 식사로 공복 시간을 늘려서 체내 노폐물이 제거되도록 한다.

비만

비만은 몸에 지방이 많은 것이 문제다. 많은 사람이 체중을 가장 중요하게 생각하지만, 더 중요한 것은 지방의 양이다. 체중이 1kg 감량되었어도 근육이 1kg 늘고 지방이 2kg 감량되었다면 훌륭한 것이다. 체중이 1kg 감량되었는데 근육이 500g 줄고, 지방이 500g 줄어드는 경우도 있다. 가장 나쁜 것은 체중이 1kg 감량되었지만 지방이 전혀 줄지 않고, 근육이 1kg 줄어드는 경우다. 이것은 체중은 줄었지만 건강은 더 나빠진 것이다. 이것은 다이어트라고 할 수 없다. 몸이 축나는 것이다.

많은 사람이 간헐적 단식으로 근육량이 줄어들 것을 두려워한다. 하지만 영양학 전문가인 브래드 필론의《먹고 단식하고 먹어라》에서는 근력 운동을 병행하면 단식이나 저칼로리 다이어트에서 결코 근육량이 감소하지 않는다는 것을 자세하게 설명하고 있다. 저자는 6년간의 간헐적 단식으로 오히려 근육이 늘어났다.

암 치료 후 5년간 재발하지 않을 확률은 62%인데, 비만인이 체중 감량 후에 5년간 유지할 확률은 3%에 불과하다. 그래서 단기적인 다이어트가 아니라 습관을 바꾸고 생활방식을 바꾸며 입맛을 바꾸고 먹는 음식의 종류를 바꿔야만 다이어트에 성공할 수 있다. 삶이 바뀌어야 다이어트가 성공한다. 나쁜 습관을 하나씩 버리고 좋은 습관을 하나씩 늘려야 한다. 그것이 유일한 성공법이다. 표준 체중은 남자는 신장에서 110~100을 뺀 숫자다(키가 180이라면 70~80kg). 여성은 신장에서 105~95를 뺀 숫자가 표준 체중이다(키가 160이라면 55~65kg 전후).

표준 체중을 초과한 사람은 가장 먼저 자신의 먹는 양을 체크해야 한다. 어느 정도를 먹을 때 체중이 늘고, 유지가 되며, 감소가 되는지를 알아야 한다. 남들과 비교해서는 안 된다. 나만의 식사량에 늘 관심을 가져야 한다. 나는 적게 먹는데 살이 찐다는 것은 착각이다. 먹는 양을 남과 비교할 필요가 전혀 없다. 내 몸이 이상한 것이 아니라 나의 판단이 잘못된 것이다. 결국 내가 내 몸이 필요한 것보다 많이 먹는다는 것을 인정해야 한다. 적게 먹는다는 것은 음식의 부피가 작을 수도 있지만 영양 밀도가 높을 수도 있다.

　칼로리가 가장 높은 음식은 기름이다. 칼로리가 낮고 영양이 가장 많은 음식은 녹색 잎이다. 통곡물, 채소, 과일을 주로 먹어라. 식사로는 현미밥에 채소 반찬이 가장 좋다. 하루에 1끼는 과일로 대체해 먹어라. 과일은 후식으로 먹어서는 안 된다. 반드시 공복에 먹어야 한다. 기름과 백설탕과 흰 소금과 인공조미료는 살을 찌게 하는 주범이다. 가짜 배고픔을 느끼게 되기 때문이다. 가공 식품이나 패스트푸드를 먹으면 먹고 난 직후에도 배가 고프다. 이유 없이 배고플 때는 물이나 뜨거운 차를 마시고 30분 정도 참으면 배고픔이 사라진다.

고혈압

　고혈압의 기준은 수축기 120 이하, 이완기 80 이하다. 고혈압 환자는 계속 늘어나고 있다. 혈압은 스트레스와 시간에 따라 수시로 변한다. 동맥경화증이 생기면 혈압은 상승한다. 동맥경화증의 원인은 혈관의 막힘이고, 이를 유발하는 것은 콜레스테롤과 중성지방이다. 콜레스테롤은 고기, 생선, 우유, 달걀, 유제품 속에 많다. 반면, 과일, 채소, 통곡물, 콩, 견과류, 해조류, 버섯에는 없다. 중성지방도 고기, 생선, 우유, 달걀, 유제품 속에 많다. 동맥경화가 없으면 고혈압도 없다. 고혈압의 다른 원인은 스트레스, 짠 음식, 흡연, 수면 부족이다. 고혈압도, 당뇨병도 동물성 식품을 끊고 살을 빼면 저절로 낫는다. 혈압을 낮추는 방법에는 체중 감량, 염분 제한, 칼륨·칼슘·마그네슘 섭취 증가, 알콜 제한, 카페인 제한, 섬유소 섭취, 과일 섭취, 채소 섭취, 운동 등이 있다.

지방간

현재 한국에서는 이미 10명 중 4명이 지방간이다. 지방간은 복부비만과 밀접한 관련이 있다. 복부비만인 사람은 지방간일 확률이 99.9%다. 지방간은 술이 원인인 알콜성 지방간이 있지만, 술을 마시지 않아도 생긴다. 비알콜성 지방간 혹은 과영양 지방간이라고 부른다. 기름진 서구식 식사를 많이 먹으면 지방간이 된다. 문제는 지방간이 되면 간의 주된 기능인 해독 능력이 감소한다는 것이다. 살이 찌는 가장 큰 원인은 독소인데, 이것을 해독하지 못해도 살이 찐다. 첨가물이 많은 가공 식품을 먹으니 몸에 독소가 늘고, 독소가 간의 처리 범위를 넘으니 지방간이 되어 간 기능이 저하되고, 간 기능이 저하되니 이전보다 당질이 많은 가공 식품을 덜 먹어도 살이 찌는 악순환이 되는 것이다.

지방간이 되어서 간 기능이 낮아지면 몸이 피곤하다. 특히 아침에 눈을 뜨면 너무 피곤하다. 몸이 피곤하고 살이 찌니 운동 능력이 줄어들고, 운동 시간도 강도도 약해진다. 결국 조금 멀리서 신호등이 바뀌어도 뛰지 못하고, 다음번 신호를 기다려서 천천히 건널목을 걸어야 할 정도다.

지방간이 되면 혈압도 올라간다. 일반적으로 간에는 중성지방이 3~5% 정도가 적정한데, 중성지방의 비율이 20%를 넘으면 간세포가 파괴된다.

간세포가 파괴되어 기능이 떨어지면 지방이 몸의 여러 곳에 쌓이게 된다. 동맥경화도 생긴다. 반대로 지방간을 고치면 지방분해 능력이 향상되어 살이 빠지게 된다. 그런데 간은 중성지방이 20%를 넘어서 지방간이 되어도 자각 증상이 없다. 지방간은 지속되면 간경변, 간암이 될 수 있다. 지방간이 되면 간에서 중성지방을 혈액으로 방출한다. 결국 혈관이 막히기 시작한다. 혈액이 끈적끈적해지면 뇌에 신선한 혈액 공급이 부족해 신경세포가 파괴되고, 그로 인해 치매가 될 수도 있다. 지방간은 또한, 당뇨, 고혈압, 신장병의 원인이 될 수 있다.

지방간을 고치는 방법은 2끼를 먹는 18:6 간헐적 단식과 1끼만 먹는 23:1 간헐적 단식을 2~3일 간격으로 반복하는 것이다. 공복 시간이 길어지면 간에 쌓인 글리코겐이 소비된다. 결국 지방간이 줄어들게 된다. 7~10일의 단식이 더 좋지만 의사의 도움이 필요하다. 대안은 평소에 18:6이나 23:1 간헐적 단식을 하다가 일주일 중 하루를 단식하는 5:2 간헐적 단식을 추천한다. 하루 단식 전날과 다음 날에 23:1을 하면 하루 단식은 24시간이 아닌 48시간의 단식이 되니 몸에 큰 무리가 되지는 않는다. 단식 시에는 물만 마시는 것을 추천한다.

필자도 과거에는 간에 좋다는 약과 식품을 찾아서 엄청난 돈을 주고 먹었으나 모두 실패했다. 지방간을 고치는 최고의 치료법은 단식이다. 단식은 간 기능 개선에 탁월하다. 간에 저장된 에너지는 공복 시간에만 사용된다. 그런데 아침 식사, 간식, 점심 식사, 간식, 저녁 식사, 간식, 야식(하루 7끼)을 먹게 되면, 자는 시간 외에는 공복 시간이 없게 된다. 즉 간에 저장된 에너지를 쓸 시간이 전혀 없는 것이다. 그리고 다음 날의 식사로 간에는 에너지가 계속 쌓이고, 결국 지방간이 된다. 지방간이 되면 간의 해독 능력은 거의 사라지고, 몸에 들어오는 독소는 복부에 그대로 저장되어서 물만 먹어도 살이 찌는 사람이 된다. 살을 빼고 싶다면 간헐적 단식을 실천해서 지방간을 반드시 고쳐야 한다. 단식하면 알코올이나 약물로 인한 간 손상도 치료된다.

그리고 녹차도 도움이 될 수 있다. 녹차의 카테킨은 간의 지방을 녹인다. 녹차의 떫고 쓴맛인 카테킨이 지방의 연소를 촉진시킨다. 녹차의 카테킨을 꾸준히 먹으면 간의 지방대사가 활발해진다. 당의 흡수를 늦추어서 식후에 혈당의 상승을 막고 지방이 쌓이지 않게 한다. 그래서 동맥경화를 막을 수 있다. 식후에는 꼭 마시고 수시로 따뜻하게 먹는 것을 추천한다. 운동도 지방간 치료에 좋다.

심장병

현재 한국인의 사망원인은 1위가 암, 2위가 심장병이다. 심장병의 원인은 혈관의 막힘이다. 혈관이 머리에서 막히면 중풍이 되고, 심장에서 막히면 심장병이 된다. 혈관이 막히면 스탠트 시술로 좁아진 혈관을 넓히지만, 이것은 원인 치료가 아닌 증상 치료다. 혈관을 막는 것은 콜레스테롤이고, 콜레스테롤은 동물성 식품에만 있다. 저지방 자연식물식을 주로 먹으며 동물성 식품은 적게 먹고, 생채소와 함께 먹는 것을 추천한다.

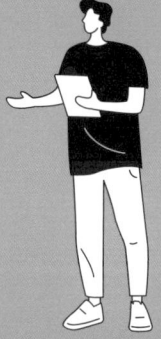

3부

WHAT 무엇을 실천할까?

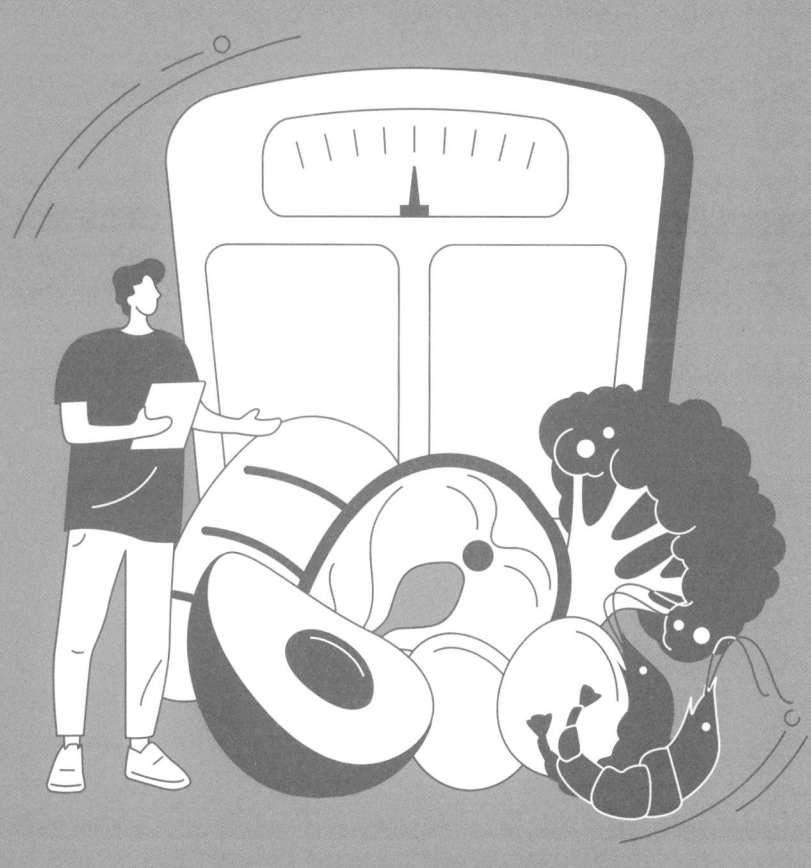

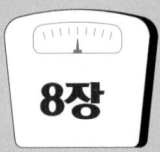

8장 솔루션

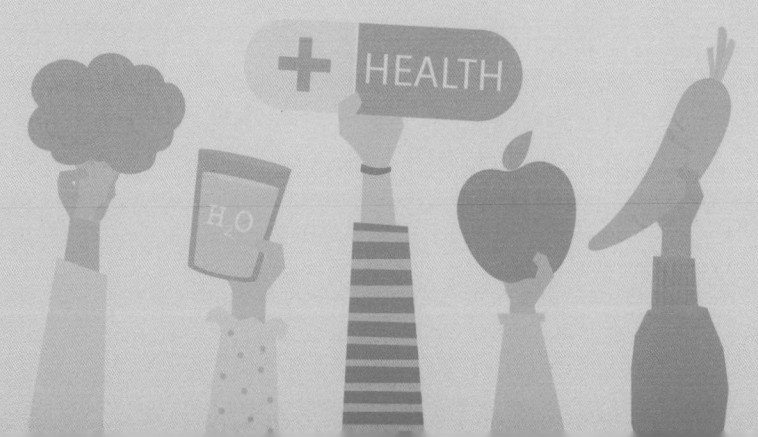

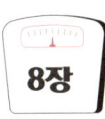

8장 솔루션

현대는 다이어트에 좋은 시기가 아니다

현대는 단기적인 다이어트의 거짓 정보가 판을 치고 있다. 감량 후 5년 유지 다이어터는 3%에 불과하다. 스트레스의 시대이고, 공해가 만연한 시대이며, 활동이 줄어든 시대이고, 중독성 음식이 많은 시대이기 때문이다. 자동차와 엘리베이터, 에스컬레이터, 가전제품으로 생활 운동이 줄어든다. 여러 가지 식품은 점점 더 맛있어지고 중독성이 늘어간다. 살이 찌면 몸은 무거워지고, 작은 운동에도 숨이 차게 된다. 결과적으로 운동량, 활동량은 더 감소하게 된다. 하루에 1,000보 이하로 걷는 날이 늘어난다. 몸이 비만해지면 심리적으로는 점점 더 스트레스와 우울감이 늘어난다. 비만이 되면 대인기피도 심해진다. 옷도 맞지 않고 멋진 옷도 없다. 결과적으로 모임에 안 나가게 된다. 외출도 감소한다. 이런 상태에서 비만인을 유일하게 위로해주는 것이 음식이다. 실제로 음식을 먹으면 심리가 안정되는 효과가 있다. 특히 매운 음식은 스트레스가 있는 사람들이 선호하는 음식이다.

매운 음식의 인기는 전 세계적인 현상인데, 매운맛은 미각이 아닌 통각, 즉 통증으로 느끼기 때문이다. 이때 뇌는 엔도르핀 같은 마약성 물질을 분비하는데, 이로 인해 잠시 스트레스가 해소되는 느낌을 받는다. 문제는 매운맛에는 단맛과 짠맛이 섞여 있고, 기름진 음식인 경우도 많다. 이런 음식은 중독성이 매우 강하다. 그리고 한국은 전 세계에서 가장 배달문화가 발달된 나라다. 언제든 핸드폰으로 기름지고, 달고, 맵고, 짠 음식을 배달시킬 수 있다. 그래서 나쁜 음식에 중독될 가능성이 매우 크다. 비만인뿐만 아니라 대부분의 사람들이 이런 음식을 즐기는 문화라는 것도 이 시대가 다이어트를 하기 어려운 시대라고 한 이유다.

현대는 다이어트에 좋은 시기다

이유는 좋은 다이어트 책과 정보가 많기 때문이다. 또한 다이어트 음식을 구하기가 너무나 편리한 세상이다. 과학과 농사법의 발전으로 한겨울이나 한여름에도 다양한 채소와 과일을 먹을 수 있다. 한국뿐만 아니라 전 세계의 건강식품을 수입해서 먹을 수 있는 시대다. 더구나 한국은 전 세계에서 배송이 가장 빠르고 싸다. 저녁에 주문해서 새벽배송을 통해 아침 식사가 가능한 나라다. 인류 역사상 1년 내내 건강한 농산물을 이렇게 쉽고 빠르게 구할 수 있는 시기는 없었다. 그리고 점점 유기농, 채식, 비건, 로푸드 등 건강에 관한 관심이 늘어가고 있다. 건강식, 장수식에 대한 인기도 높아지고 있다. 결론은 음식에 관한 내 생각이 바뀌면 나쁜 음식의 선택이 줄고, 좋은 음식의 선택이 늘어날 수 있다는 것이다. 결론적으로, 현재는 좋은 음식으로 전환하기에 매우 쉽기에 다이어트에 매우 좋은 시기다. 내가 정말로 원한다면 말이다. 그러기 위해서는 내 생각만 바꾸면 된다.

4321 법칙

좋은 음식의 기준은 자연 상태의 음식, 독소가 없는 음식, 소화가 쉬운 음식, 영양이 풍부한 음식이다. 최고의 영양 비율은 채소 40%와 과일 30%, 통곡물 20%, 동물성 식품 10%다. 많은 사람이 채소와 통곡물에도 좋은 단백질과 지방이 있다는 것을 알지 못한다. 현미밥 100g에는 탄수화물이 32g, 지방이 0.7g, 단백질이 3g 들어 있다. 콩에는 단백질이 34%, 탄수화물이 31%, 지방이 18% 들어 있다. 앞에서 말한 대로 탄수화물은 정제 탄수화물과 비정제 탄수화물이 있는데, 정제 탄수화물은 먹어서는 안 된다. 흰 밀가루, 흰쌀로 만든 케이크, 도넛, 흰 빵, 면(국수), 흰밥이 정제 탄수화물이다. 비정제 탄수화물은 현미 등의 통곡물, 채소, 과일, 콩 등이고 먹어야 할 탄수화물이다.

감량기 4321	채소	과일	통곡물	콩
이상적인 비율	40%	30%	20%	10%

유지기 4321	채소	과일	통곡물	동물성 식품
이상적인 비율	40%	30%	20%	10%

다이어트에 가장 좋은 음식

과일, 채소, 콩, 통곡물, 뿌리채소, 해조류, 깨, 버섯이다. 이 음식은 몸을 깨끗하게 청소하기에 적극적으로 열심히 먹어야 할 음식이다. 칼로리가 낮은 반면 비타민, 미네랄, 효소, 피토케미컬, 식이섬유가 많아서 몸에 좋을 뿐더러 알칼리성 음식이어서 인체가 약알칼리성을 유지하는 데 도움이 된다. 열을 가하는 것보다는 생으로 먹는 것이 좋다.

다이어트에 차선으로 좋은 음식

고기, 생선, 우유, 달걀, 유제품이다. 이 음식들은 감량기가 아닌 유지기에만 조금 먹는다. 굳이 내가 돈을 내고 자주 사 먹을 필요는 없다. 명절이나 회식 등 모임에서 주로 먹는 것을 추천한다. 이런 음식들은 식이섬유가 전혀 없어서 배변이 어렵다. 그러면 장의 건강이 나빠지고 치매 등 뇌 건강에도 영향을 미친다. 고기, 생선, 우유, 달걀, 유제품은 식이섬유가 많은 채소와 함께 먹으면 배변이 빨라져서 좋다. 예를 들면 고기를 먹을 때 상추쌈을 여러 장 겹쳐서 싸서 먹는 것이다. 동물성 식품을 먹을 때는 채소를 듬뿍 먹도록 하자. 또한, 양념갈비보다 생갈비가 좋다. 제육볶음보다 보쌈이 좋다. 고기를 양념할 때 필연적으로 설탕이 들어가기 때문이다. 설탕은 몸에 극히 해롭다.

고기, 생선, 우유, 달걀, 유제품은 등급이 있다. 풀을 먹고 자연 방목한 고기가 좋다. 생선도 양식이 아닌 자연산이 좋다. 우유도 생우유가 더 좋고, 달걀도 자연 방사한 유정란이 더 좋다. 유제품도 첨가물이 적고 친환경 제품이 더 좋다. 하지만 이런 제품은 구하기가 어렵다. 그래서 고기, 생선, 우유, 달걀, 유제품은 되도록 적게 감량기가 아닌 유지기에만 먹는 것이 좋다. 주중에는 채식만, 주말에는 육식도 먹는 식생활을 추천한다. 집에서는 과일, 채소, 통곡물, 콩, 뿌리채소, 해조류, 깨, 버섯 등의 채식만 먹고, 모임이나 외식에서는 고기, 생선, 우유, 달걀, 유제품 등의 육식도 하는 것도 좋은 방법이다. 동물성 단백질을 과하게 먹으면 고혈압, 당뇨, 심근경색, 암의 원인이 된다. 육식은 전체 음식량의 10~20% 이내로 제한해야 한다.

다이어트에 최악의 음식

현대병의 가장 큰 원인인 가공 식품, 공장 식품, 패스트푸드는 반드시 피해야 할 음식이다. 트랜스 지방이 있는 팝콘, 감자튀김, 과자 등 기름에 튀긴 음식은 그중에서도 최악이다. 캠핑을 가면 자주 먹는 직화구이로 구운 고기도 반드시 피해야 한다. 고기가 불꽃에 닿아 검게 탄 부위는 강력한 발암 물질인 '아크릴아마이드'가 생기기 때문이다. 흰 설탕, 흰 밀가루, 흰 조미료, 흰쌀, 흰 소금(정제소금)의 5백(白) 식품도 피해야 할 최악의 음식이다. 또한 전자레인지로 데운 음식, GMO 콩, GMO 옥수수도 몸에 해롭다. 콩과 옥수수가 GMO가 아닌 한국산인지를 꼭 확인해야 한다. 그런 면에서도 식용유로 파는 콩기름, 옥수수기름, 마트에서 파는 두부, 두유, 팝콘을 의심해야 한다. 싸게 팔려면 좋은 콩과 좋은 옥수수를 쓸 수 없기 때문이다. 콩에서 추출한 콩기름이 콩 자체보다 싸다는 것은 그 콩기름이 가짜라는 것을 의미한다.

정화

다이어트에는 정화와 해독이 가장 중요하다. 자동차의 엔진오일도 주기적으로 갈아주어야 하고, 에어컨의 필터도 한여름을 지나면 먼지로 가득 차 청소가 필요하다. 수족관의 필터도 주기적으로 갈아주어야 깨끗한 물이 유지된다. 인체의 독소 원인은 낡은 세포의 찌꺼기와 먹은 음식에서 나온 찌꺼기다. 이것을 주기적으로 청소(클렌징)해야 한다. 날씬해지고 건강해지는 핵심은 독소 제거이고, 몸속 청소다. 무엇이든 원인을 제거해야 한다. 원인이 아닌 증상을 제거해서는 문제는 해결되지 않고 계속 반복된다. 약은 증상을 가릴 뿐 원인을 제거하지 못한다. 정화하려면 3군 독성식품 섭취를 중단하고, 간헐적 단식과 식이섬유와 영양이 풍부한 1군 자연 음식을 많이 먹어야 한다. 또한 따뜻한 물을 자주 마셔야 한다.

소식

장수하고 건강한 사람들의 공통점은 소식이다. 나이가 들수록 식사량은 줄어야 한다. 기초대사량이 줄어들고, 소화능력도 감소하기 때문이다. 그래서 건강을 위해서 위의 80%가 아닌 60%를 목표로 하는 것도 추천한다. 먹방 유튜버, 푸드 파이터는 일반인보다 위가 크다. 과식을 반복하면 위가 늘어나기 때문이다. 반대로 소식과 단식을 반복하면 사람의 위가 줄어든다. 위가 줄어들면 먹는 양도 감소한다. 그래서 간헐적 단식과 소식을 병행하는 습관을 만들기를 바란다. 소식이 생활화되면 몸에 해로운 음식이라도 조금만 먹기에 큰 해가 되지 않는다. 몸에 나쁜 음식을 너무 많이 먹는 것이 문제다. 식당에서도 음식을 남기는 습관을 들이는 것이 좋다. 돈을 내고 산 음식이기에 깨끗이 비우는 사람들이 많다. 하지만 내가 먹을 만큼 적당히 시키고, 사이드 메뉴를 추가로 시키지 않는 것도 좋은 방법이다. 소식에서 중요한 것은 장기간 조금씩 진행되어야 한다는 것이다. 갑자기 식사량을 크게 줄이면 몸은 긴장하고 절전상태에 들어간다. 그러면 살이 빠지지 않고, 조금만 먹어도 살이 찐다. 일단 1군 음식의 비중을 늘리면서 천천히 식사량을 조절하는 것이 좋다. 간헐적 단식과 병행하면 소식이 더 쉬워진다.

오래 씹기

소식하기 위해서는 천천히 먹는 습관도 중요하다. 오래 씹기는 식사 속도를 느리게 해준다. 너무 빨리 먹으면(속식) 위에서 미처 배부름의 신호를 보내기 전에 많은 음식물이 들어오기 때문이다. 음식을 잘 씹지 않고 그냥 삼키기에 급급하면 식사 속도가 빨라지고 그 속도가 빠를수록 칼로리 증가, 체질량 지수 증가는 물론, 당뇨, 중성지방, 콜레스테롤 등이 증가하고, 지방간 위험 등이 늘어날 수밖에 없다. 천천히 오래 씹어 먹으면 음식 재료 하나하나의 질감과 맛을 느낄 수 있다. 현미를 오래 씹어 먹으면 달콤하고 고소한 맛이 느껴진다.

천천히 먹기 위해서는 식사시간을 20분 이상으로 정하거나 숫자를 세면서 먹는 방법도 있다. 어떤 사람은 모래시계나 핸드폰의 타이머를 옆에 두고 1분 이상 씹고 넘기는 훈련을 한다. 치아가 씹기 시작하면 그것을 신호로 위와 장에서는 천천히 음식을 소화할 준비를 한다. 위액이나 장액의 분비를 촉진하는 것이다. 오래 천천히 씹기는 소화 효율을 높이고, 위장병 등의 예방, 체중 감소, 장수에 기여한다. 늘 의식하고 마음속으로 숫자를 세며 습관이 되기를 바란다. 일단 한 숟가락의 음식을 50번 씹기를 목표로 연습해보자.

먹는 순서

먼저 물을 마신다. 과일이 있다면 가장 먼저 과일을 먹는다. 그 후에 채소 반찬을 먹는다. 그다음에 채소 외의 반찬을 먹는다. 마지막으로 밥, 빵, 면을 최소한으로 먹거나 안 먹는다. 식후 숭늉은 좋은 소화제다.

비빔면은 설탕과 밀가루의 혼합으로 혈당을 급상승시켜서 혈중 인슐린이 급등한다. 그런데 오이나 녹색 잎 등의 채소를 먼저 먹고, 같은 양의 비빔면을 먹으면 혈당이 반밖에 오르지 않는다. 그래서 식사 시에는 채소를 가장 먼저 먹는 것이 중요하다. 과거에 ○○○스테이크하우스에 가면 빵을 주문 전에 준다. 그 빵을 먹으면 혈당이 크게 올라서 주문을 더 하게 된다. 그리고 콜라와 음료를 무료로 리필해준다. 배가 불러도 콜라와 음료를 마시면 혈당이 급상승해서 다시 배고픔을 느끼게 된다. 식당이 고객에게 계속 음식을 먹게 만드는 방법이다.

단식

음식 소화는 시간이 걸린다. 음식은 입을 통과해 위와 소장 대장을 거쳐서 몸 밖으로 배출된다. 여러 가지 음식을 섞어 먹으면 입에서 대장까지 8시간이 걸린다고 한다. 그러면 아침 7시에 먹은 식사는 오후 3시에 대장까지 도달한다. 12시에 먹은 점심 식사는 저녁 8시에 대장에 도달하고, 6시에 먹은 저녁 식사는 새벽 2시에 대장까지 가게 된다. 즉, 위와 장이 쉬는 시간은 새벽 2시부터 아침 7시까지 5시간에 불과하다. 밤 11시에 야식까지 먹으면 위와 장은 쉬는 시간이 전혀 없는 24시간 풀가동이 된다. 이것이 현대인의 문제다. 그래서 현대인에게 간헐적 단식은 꼭 필요하다.

현대인은 하루 3끼와 간식까지 2~3시간마다 음식을 섭취한다. 신체는 내부 에너지를 소화와 대사에 쓰는데, 소화에만 24시간 에너지를 쓰게 되면 상대적으로 대사에 쓰이는 에너지가 부족해진다. 하루 3끼와 간식은 간에 지방이 쌓이게 하고, 지방간이 생기면 간의 기능이 크게 감소해 해독과 수많은 일을 못 하게 된다. 그러면 신진대사와 면역력이 감소하는 문제가 생긴다. 그래서 비만인은 식사의 횟수를 줄이고, 몸이 대사에 더 큰 에너지를 쓸 수 있도록 배려해야 한다. 하루 3끼를 먹는 것은 자기 몸에 대한 학대라고 말하는 사람도 있다.

현대인은 패스트푸드와 가공 식품, 동물성 식품에 대부분 중독되어 있다. 술, 담배, 마약, 패스트푸드 등의 중독을 끊기 위한 최고의 방법은 바로 단식이다. 단식하면 해독되고, 해독되면 중독에서 벗어날 수 있다.

해독을 위해서 주 1회 하루 금식이나 월 1회 2~3일 금식하면 오토파지(자가 포식)가 일어나서 몸속 노폐물이 깨끗하게 사라진다. 어항이나 에어컨, 공기청정기나 정수기의 필터를 오래 쓰면 엄청나게 지저분해서 청소할 때 그 더러움에 놀란다. 더러운 필터는 반드시 교환해주어야 한다. 하지만 인간의 필터(간, 신장, 폐)는 교환이 불가능하다. 그래서 가끔씩 금식해서 노폐물과 독소를 제거해야 한다. 노폐물과 독소가 사라지면 중독에서 쉽게 벗어날 수 있다. 단기 단식은 비만인, 지방간이 있는 사람에게는 좋은 치료법이다. 하지만 단식이나 1일 1식은 성장기 어린이나 혈당이 떨어지기 쉬운 폐경을 앞둔 여성에게는 금지다. 체중 40kg 이하인 사람도 해서는 안 된다. 수유 중인 여성에게도 추천하지 않는다. 궤양이나 대장 질환이 있는 사람도 안 된다.

공복

식사 시간이 되면 배에서 꼬르륵 소리가 난다. 이것은 배가 고프니 밥을 빨리 넣어 달라는 소리가 아니다. 오토파지로 위가 깨끗하게 청소되고 있다는 진정한 공복의 신호다. 그래서 배에서 꼬르륵 소리가 나면 장수 유전자가 활성화되므로 좀 더 기다리는 것이 좋다. 공복 시간이 길수록 장수 유전자 시르투인이 활성화된다. 공복 시간이 길어지면 에너지원으로 글루코스가 아닌 몸의 지방을 태우기 시작한다. 내장지방과 체지방이 감소한다. 진짜 공복은 8시간부터 시작된다. 소화에 쓰이던 에너지가 대사에 쓰이며, 내 몸의 불필요한 세포를 제거한다. 공복 시간이 12시간을 지나면 간에 저장된 지방이 분해되기 시작한다. 지방간을 치유하는 가장 탁월한 방법이 12시간 이상의 공복이다. 12시간 이상의 공복에서 간이 청소되는 것이다.

공복 18시간이 되면 전신의 지방이 제거되기 시작된다. 특히 복부의 지방이 급감한다. 그래서 일주일에 1~2번의 23:1 간헐적 단식이나 5:2 단식은 몸에 매우 좋다. 나구모 요시노리(南雲吉則) 박사의 베스트셀러《1일 1식》의 원제는 '공복이 사람을 건강하게 한다'다. 이 책은 하루 1끼를 강조하는 것이 아니라 '공복'을 중요하게 강조한다. 위장이 쉬려면 3시간의 공복이 필요하고, 진정한 공복이 되려면 8시간이 필요하다. 지방간을 치료하려면 12시간 이상의 공복이 필요하다. 공복을 만들기 위한 1단계는 간식과 야식을 없애는 것이다 2단계는 조식(아침)을 먹지 않는다(하루에 점심과 저녁 2끼를 먹는다 = 18:6 간헐적 단식). 3단계는 일주일에 1~2회 1끼만 먹는 것(5:2 간헐적 단식)이다. 이것이 최고의 식사법이다.

7:3 법칙

수분이 많은 과일과 채소 같은 생음식(로푸드)를 70% 비율로 먹고, 익힌 음식을 30% 비율로 먹는 것이 좋다. 지구에서 물과 땅의 비율도 7:3이다. 과일과 채소에는 깨끗한 수분이 95% 이상이다. 그래서 과일과 채소를 충분히 먹으면 깨끗한 물을 마시는 효과도 있다. 생채소와 생과일에는 가장 최근에 발견된 9번째 영양소인 효소가 다량 있다. 하루 전체 음식에서 7:3의 비율이 맞도록 노력해야 한다. 아침에 그린스무디를 마시고, 점심 식사 시에 생채소를 많이 먹고, 저녁 식사를 과일로 간단히 마치는 것도 좋은 방법이다. 하루에 1끼를 일반식으로 하고, 나머지 1~2끼를 과일과 채소를 먹으면 7:3 비율은 쉽게 맞출 수 있다.

9:1 법칙

식물성 음식의 비율을 90%, 동물성 음식의 비율을 10%로 유지하는 것이 좋다. 체중을 감량한 후에 유지기에는 9:1 비율로, 일주일에 1~2끼 정도 먹는 것을 추천한다. 감량기에는 10:0 비율로 철저하게 채식, 자연식물식 식사를 한다. 최소 4주간 동물성 음식을 끊으면 몸이 크게 변하게 된다. 동물성 식품의 비율이 20%를 넘으면, 암 발생이 촉진된다는 연구 결과가 있다.

하루 3끼?

하루 3끼를 먹는 것은 6000년 인류 역사에서 100년도 안 되었다. 하루에 2끼가 보편적이었고, 식량이 부족할 때는 하루에 1끼를 먹었다. 과거에는 90% 이상 대부분의 사람이 농사를 지었다. 해 뜨면 일어나서 일했고, 그 후에 밥을 먹었다. 점심은 먹지 않았고, 해가 진 후나 해가 질 무렵 저녁을 먹었다. 하루 3끼를 먹은 것은 산업혁명 후 직장에 출근하면서부터다.

그래서 현대인은 하루 3끼를 먹는 것이 가장 자연스럽다고 생각하지만, 하루 3끼를 먹으면 몸에 독이 쌓이게 된다. 2끼는 독이 쌓이지는 않으나 몸속의 독을 제거하지도 못한다. 1끼를 먹으면 몸속의 독이 확실히 줄어든다. 그런데 하루 1끼를 계속 먹기는 어렵기 때문에 월요일과 목요일에는 1끼를 먹고, 나머지 날에는 2끼를 먹는 것도 좋은 방법이다. 1끼를 먹는 날이어도 다음 날과 그다음 날은 2끼를 먹을 수 있기 때문에 그렇게 어렵지 않다. 이것이 5:2 간헐적 단식이다. 5:2 간헐적 단식은 먼저 간식을 안 먹고, 하루 3끼를 먹는 것부터 시작한다. 그 후에 하루 2끼 먹기를 연습하고 2끼 식사가 적응되면, 일주일에 2번 정도 1끼를 먹는 것을 시도하는 것이 좋다. 일주일에 하루나 이틀을 1끼로 견딜 수가 있다면 그만큼 절제력이 생긴 것이다. 공복을 견딜 수 있는 능력은 굉장히 유용한 능력이다. 공복 시간이 길어지면 독이 더 많이 빠지고, 백혈구 수가 증가하고 면역력이 증가해 병이 낫게 된다.

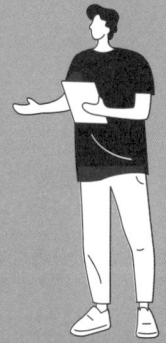

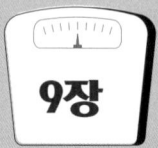

9장

간헐적 단식

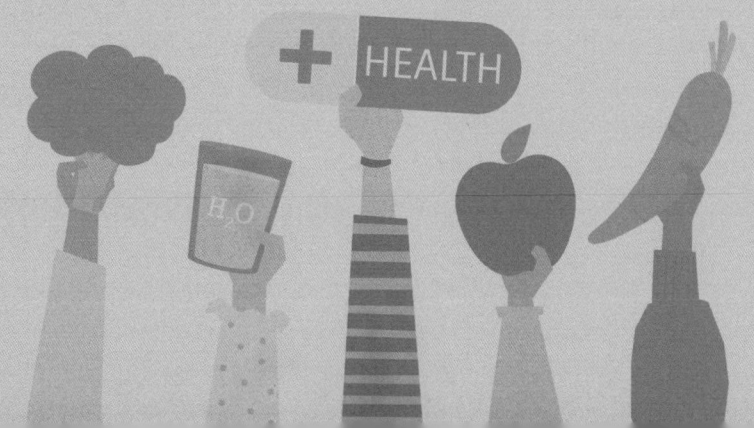

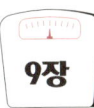

9장
간헐적 단식

간헐적 단식의 특성

　간헐적 단식의 대상자는 성인 비만자다. 성장기의 어린이나 청소년 또는 산모와 수유하는 사람에게는 절대 금물이다. 건강을 회복하기 위해서 단식보다 좋은 것은 없다. 소화에 쓰이는 에너지를 줄이고, 노폐물과 독소와 지방을 제거하는 데 에너지를 집중할 수 있기 때문이다. 하지만 72시간 이상의 장기 단식은 몸을 해칠 수 있고, 의사의 도움 없이 지속하다가 위험할 수 있다. 그래서 최대 48시간 단식을 가장 추천한다. 짧은 단식을 반복하는 것은 위험성이 없고 지속가능성이 크다. 다이어트에서 지속가능성은 매우 중요하다. 지속가능하지 않은 모든 다이어트 법은

100% 요요가 오기 때문이다.

간헐적 단식은 처음에는 12:12로 시작하자. 그 후에는 3끼 16:8에서 2끼 18:6, 그리고 1끼 23:1로 한두 달 간격으로 점진적으로 몸 상태를 보면서 훈련해야 한다. 간헐적 단식에는 16:8, 18:6, 23:1, 5:2가 있다. 가장 보편적인 것은 18:6으로 하루 2끼를 먹는 것인데, 간헐적 단식은 점진적으로 진행하는 것을 추천한다.

1단계는 12:12로 하루 3끼를 먹는다. 12:12는 아침 7시에 아침 식사를 하고, 낮 12시에 점심 식사를 하고, 저녁 6~7시에 저녁 식사를 먹는 것이다. 하루에 12시간 동안 3끼를 먹고 12시간을 공복으로 두는 식사법이다. 비만자는 하루에 간식을 시도 때도 없이 먹는다. 그래서 비만자는 일단 간식을 끊고 하루 3끼만 먹는 것만으로도 체중이 줄고 건강이 개선될 수 있다. 12:12 하루 3끼가 적응되면 아침 식사를 일반식에서 과일로 바꾸면 과일은 소화 시간이 매우 짧아서 FMD(Fasting Mimicking Diet)가 될 수 있다. 이것은 실제로는 먹었으나 몸은 안 먹은 것처럼 느끼는 다이어트 법이다. 아침 공복에 과일만 먹으면 과일은 20~30분 만에 소화가 되므로 몸은 안 먹은 것처럼 느끼게 된다. 아침 식사를 그린스무디로 바꾸는 것도 마찬가지로 FMD가 될 수 있다.

간헐적 단식 시간은 최대 48시간이고, 24시간을 가장 추천한다. 48시간 이상의 단식은 추천하지 않는다. 간헐적 단식에서 주의할 것은 먹는 시간인 6시간 혹은 8시간 동안 여러 번 먹거나 계속 먹는 것은 아니라는 것이다. 6~8시간 중 2번이나 3번을 먹는데, 그 시간을 지키고 1군 음식 위주로 충분히 먹는다. 그리고 그 외의 시간에 어떤 간식도 먹어서는 안 된다. 간식은 간헐적 단식과 다이어트의 큰 적이다. 1군 음식은 채소, 과일, 통곡물(현미, 귀리, 통보리), 콩, 뿌리채소(양파, 당근, 무, 마늘), 해조류(김, 파래, 미역, 톳), 깨, 버섯 등이다.

16:8 A형 간헐적 단식

가장 보편적으로 많이 하는 간헐적 단식이다. 16시간 동안 금식하고 8시간 동안 먹는 식사법이다. 16:8은 A형과 B형이 있다. 16:8 A형 간헐적 단식은 낮 12시에 점심 식사, 저녁 7~8시 저녁 식사를 하는 것이다. 낮 12시에서 밤 8시는 인간의 신체 3주기 중에서 섭취 주기와 정확하게 일치하기 때문에 가장 적합하다. 8시간 동안 식사를 하면 나머지 16시간에는 몸이 소화가 아닌 지방 분해, 독소 배출, 노폐물 제거, 세균 제거 등에 힘을 쏟을 수 있다. 오전에는 물과 차만 마시면 된다.

비만의 원인 중 하나는 자는 시간을 빼고 쉬지 않고 주식과 간식, 야식을 먹는 것인데, 16:8 간헐적 단식은 아침 식사를 먹지 않고 간식과 야식을 줄이는 효과가 발생한다. 16:8 단식을 하면 12시 점심 식사와 7~8시 저녁 식사 사이에 7~8시간이 있는데, 이사이에 물과 허브차 이외에 다른 간식을 먹어서는 안 된다. 16:8 A형 간헐적 단식은 퇴근이 늦은 사람에게 좋은 방법이다.

16:8 B형 간헐적 단식

16:8 B형 간헐적 단식은 10시 아침, 12시 점심, 5~6시 저녁 식사를 한다. 아침 식사는 공복 시간을 늘리기 위해서 가급적 늦게 먹는다. 아침 식사는 일반식이 아닌, 과일을 추천한다. 과일과 함께 토마토, 당근, 오이 등의 채소를 먹어도 좋다. 점심 식사 전에 과일과 채소를 먹으면 비타민, 미네랄, 효소, 피토케미컬, 식이섬유, 수분이 몸에 충분하게 공급되어서 12시에 점심 식사를 과식하지 않게 된다. 저녁 식사는 5~6시에 먹는다. 저녁 식사 시간이 빨라서 밤에 일찍 잠들기 좋은 식사법이다. 몸은 8시간 외에 16시간 동안은 음식이 들어오지 않으니 그 시간에 몸속의 독소를 분해하고 노폐물을 제거할 수 있게 된다. 추천 식단은 아침 10시~11시에는 과일과 채소만 먹고, 점심 12~1시는 현미 채식이나 흰밥을 뺀 일반식을 하고, 오후 5~6시는 현미 채식이나 과일, 고구마, 감자, 옥수수 등을 한두 가지만 먹는 것이다.

추천 현미 채식	밥	국	채소 반찬	해조류 반찬
	현미밥 현미콩밥	미역국	나물	다시마
		버섯 된장국	상추, 쌈장	김
		콩나물국	생채소, 쌈장	파래

식사 시에는 채소를 우선 먹고, 그다음으로 다른 반찬을 먹는다. 밥을 가장 늦게 조금 먹는 것이 소화와 혈당에 유리하다. 염분 때문에 국물은 적게 먹고, 국 속의 건더기를 다 먹는다. 반찬과 밥은 최소 50번 이상 씹기를 실천해 위장이 소화가 쉽게 하는 것이 좋다.

18:6 간헐적 단식

18:6은 낮 12시부터 6시까지 식사를 하는 것이다. 식사 가능 시간이 2시간 줄었고, 점심과 저녁 하루 2끼 먹는 식사법이다. 공복 시간은 18시간으로 늘어난다. 점심 식사를 12시에 하고 저녁 식사를 5~6시에 하면 된다. 그러면 몸은 소화를 12시부터 6시까지 6시간 동안 하게 되고, 나머지 18시간 동안은 지방 분해, 독소 배출, 노폐물 제거, 세균 제거 등에 힘을 쏟을 수 있다. 16:8보다 공복 시간이 2시간이 늘어난다. 공복 시간이 늘어나면 지방간의 지방이 더 연소되므로, 지방간 환자에게 좋은 식사법이다. 6시간 동안 간에 축적된 지방이 연소되기 때문이다(공복 12시간이 지나면 간의 지방을 사용한다). 10시에 잠을 잔다면 3시간에서 3시간 반 동안 소화가 끝나니 더 편하게 잠을 잘 수 있다.

23:1 간헐적 단식

1일 1식으로 유명한 나구모 요시노리 박사의 식사법이다. 1일 1식을 하는 사람은 보통 오후 3~4시, 혹은 5~6시에 1식을 하는 경우가 많다. 낮 12시도 좋다. 1식의 시간은 개인의 취향에 맞게 선택하면 된다. 23시간 동안 음식 섭취가 없으니 소화기관은 장기간 쉴 수 있고, 간과 신장 등의 해독기관은 충분히 일을 할 수 있다. 23시간을 몸이 소화가 아닌 지방 분해, 독소 배출, 노폐물 제거, 세균 제거 등에 힘을 쏟을 수 있다. 1일 1식을 하면서 배달 음식, 패스트푸드식, 가공식을 먹어서는 절대로 안 된다. 하루에 1끼를 먹을수록 더 건강한 식사를 해야 한다. 채식 비율 90%, 동물식 비율 10% 이내, 생식 비율 70%, 화식 비율 30%, 플랜 A의 1군 음식을 위주로 먹어야 한다. 추천 식단은 오후 3시에 먼저 과일이나 채소를 먹고, 잠시 후에 현미 채식을 하는 것이다.

23:1 단식은 지방의 연소와 소화기관의 휴식을 위해 가장 좋은 선택이다. 하지만 하루 3~5식 하던 사람이 바로 1식으로 바꾸는 것은 매우 어렵다. 1일 1식은 점진적으로 실천해야 가능한 식사법이다. 점진적으로 공복 시간을 늘리는 방법은 간식을 끊은 하루 3끼를 1~2개월 한 후에, 16:8이나 18:6의 하루 2끼를 1~2개월 한다. 그리고 한 달 정도 격일로 2식과 1식을 반복한 후에 1일 1식으로 바꾸는 것을 추천한다. 필자는 나구모 요시노리 박사님이 2012년 한국에 방문했을 때, 호원아트홀에서 강연을 듣고 책에 친필 사인도 받았었다. 하지만 그때 보통 하루에 5~6식을 했기 때문에 1식으로 갑자기 바꾸는 것은 공복감이 커서 매우 어려웠고, 그래서 결국 1일 1식에 실패했다. 그래서 1일 1식은 3~4개월의 점

진적인 변화의 기간이 필요하다.

5:2 A형 간헐적 단식

5:2 간헐적 단식은 일주일 중 4일은 2~3식을 하고 1일은 금식한다. 금식 하루 전날과 금식 다음 날은 1식을 한다. 그러면 하루 금식 + 전날 12시간 + 다음 날 12시간이 더해져서 48시간 금식이 된다. 48시간의 금식을 하면 체내 독소가 줄어들고 수명이 증가하고 위의 크기가 축소된다. 위의 크기가 줄어들면 결국 소식하게 되고 절제하게 된다. 그래서 매주 혹은 한 달에 1번 5:2 다이어트를 꾸준히 하면 좋다. 48시간 금식은 강력한 '오토파지' 효과가 있다. 5:2 간헐적 단식은 두 가지 종류가 있다.

5:2 A형 간헐적 단식은 48시간 금식하는 것이다. 예를 들어, 목요일에 종일 금식을 한다면 수요일 저녁 식사를 6시에 하고 목요일은 금식하고, 금요일 저녁 식사를 6시에 하면 약 48시간의 금식이 되는 것이다_(수 6시간 + 목 24시간 + 금 18시간). 48시간의 금식은 독소 제거에 가장 탁월하기 때문에 한 달에 1~2번, 혹은 분기에 1~2번 하는 경우도 있다. 가장 좋은 것은 장기간의 훈련을 통해 일주일에 1번 하는 것이다. 48시간 단식까지는 단기 단식이기에 큰 위험성은 없어 몸에 큰 무리도 없다. 물을 충분히 마시고 천연소금을 조금 먹어주면 된다. 지방간이나 복부 비만에 효과가 매우 뛰어나다. 하지만 16:8이나 18:6을 충분히 연습하고 23:1을 해본

후에 하는 것을 추천한다.

일요일	월요일	화요일	수요일	목요일	금요일	토요일
점심, 저녁	점심, 저녁	점심, 저녁	점심	단식	점심	점심, 저녁
2식	2식	2식	1식	0식	1식	2식
18:6	18:6	18:6	12 + 24시간 + 12			18:6

5:2 B형 간헐적 단식

다른 하나는 일주일에 23:1을 2번 하는 것이다. 예를 들면 월, 목이나 화, 금이 될 수 있다. 월요일, 목요일이라면 일요일에는 12시 점심, 6시 저녁을 먹고, 월요일에는 6시에 저녁만 먹는다. 그러면 일요일에서 월요일은 24시간 금식이 된다. 화요일에는 12시 점심, 6시 저녁을 먹는다. 그러면 월요일에서 화요일은 18시간 금식이 된다. 수요일에도 12시 점심과 6시 저녁을 먹고, 목요일에는 6시에 저녁만 먹는다. 수~목은 24시간 금식이다. 금요일에 12시 점심과 6시 저녁을 먹는다. 그러면 목~금은 18시간 공복이 된다. 일주일에 2번 24시간 공복을 경험하는 것이 5:2 B형 간헐적 단식이다. 하루도 식사를 거르는 날이 없으니 48시간의 공복을 하는 5:2 A형 간헐적 단식보다 훨씬 수월하다. 일주일에 2번 24시간 공복시간을 여러 번 경험해보면 23:1 간헐적 단식(1일 1식)도 수월하게 할 수 있다. 내가 굶고 싶으면 24시간 정도 굶을 수 있는 것은 좋은 능력이다. 이것을 '공복력'이라고 부른다. 공복력이 있는 사람은 하루 과식했을 때 그다음 날은 1끼만 먹을 수 있는 절제력이 있는 사람이다. 일주일에 2번이라는 원칙만 지킨다면, 자신의 사정에 맞게 편한 날을 정하면 된다.

일요일	월요일	화요일	수요일	목요일	금요일	토요일
점심, 저녁	저녁	점심, 저녁	점심, 저녁	저녁	점심, 저녁	점심, 저녁
2식	1식	2식	2식	1식	2식	2식
18시간	24시간	18시간	18시간	24시간	18시간	18시간

7~10일 금식

3개월이나 6개월, 혹은 1년에 한 번 7~10일간 물과 액체만 마시며 금식을 하는 것이다. 금식은 칼을 대지 않는 수술이라 불린다. 그 정도로 효과가 뛰어나다. 5:2 다이어트와 7~10일 다이어트가 합쳐지면 시너지는 더 커진다. 하지만 48~72시간이 넘는 금식은 의사의 지도가 필요하다. 일주일간 물만 먹는 금식은 몸에 무리가 갈 수 있기에 추천하지 않는다. 전문지식이 없으면 오히려 건강을 해칠 수 있기 때문이다. 5:2 간헐적 단식은 24시간에서 최대 48시간까지를 추천한다. 일주일이 넘는 단식은 일주일 이상의 보식 기간이 필요해서 총 14일간 안정을 취해야 하므로 일반 직장인들에게는 어려운 단식법이어서 추천하지 않는다. 단식보다 더 중요한 것이 보식이다. 보식 기간에 몸에 해로운 2군 혹은 3군 음식을 먹어서는 안 되기에 전문가의 지도가 필요하다.

2주 주스 클렌징

2주간 과일과 채소를 직접 갈아서 만든 주스를 먹으면 엄청난 변화가 일어나 비만에서 해방될 수 있다. 《리부팅 주스》의 저자 조 크로스(Joe Cross)가 사용한 다이어트 법이다. 조 크로스는 60일간 주스만 마시고 40kg을 감량했다. 하지만 조 크로스도 추천하는 것은 1년에 딱 2번 14일 주스 클렌징이다. 그 이상은 공복감이 크기에 유지하기 어렵다. 《10-Day 그린스무디》의 저자 JJ 스미스(JJ Smith)는 10일간 그린스무디를 통해 체중을 9kg을 감량하고 수은 중독에서 벗어났다. 하지만 장기간 주스만 먹는 것은 몸에 무리가 될 수 있으니 추천하지 않는다. JJ는 10일간의 주스 클렌징 후 최소 10일간 쉬기를 추천한다.

지속가능한 유용한 다이어트 방법은 주스와 현미 채식을 병행하는 것이다. 하루 1끼는 현미 채식을 든든하게 먹고, 나머지 2끼는 무첨가 주스로 대체하는 것이다. 아침과 저녁을 그린스무디로 한 번에 500㎖ 이상 마시고, 점심 식사를 현미 채식이나 콩 샐러드나 고기와 샐러드를 먹는 방법이다. 그러면 쉽게 물리지도 않고 장기간 지속가능하다.

간헐적 단식 정리

간헐적 단식은 몸에 좋다. 하지만 준비 없이, 의사의 상담 없이 장기간 다이어트를 하는 것은 매우 위험할 수 있다. 그래서 다이어트를 단계별로 하는 것을 추천한다.

0단계는 12:12다. 2주 이상 하루 3끼를 충분히 먹고 간식을 끊는다. 아침은 7시에 일반식을 충분히 먹는다. 점심 식사는 12시에 일반식을 먹는다. 저녁 식사는 7~8시에 일반식을 먹는다. 식사와 식사 사이에는 간식을 먹지 않는다. 허용되는 것은 물, 허브차뿐이다. 1단계는 1~2개월간 18:6이나 16:8을 실천하는 것이다. 아침 식사는 7시에 레몬 물이나 생수, 차를 주로 마신다. 과일이나 직접 갈은 주스를 마시는 것도 좋다. 아침 식사를 일반식이 아닌, 과일과 주스로 바꾸는 것이 핵심이다. 점심 식사는 12시에 현미 채식을 하거나 건강한 외식을 한다. 저녁 식사는 6~7시에 점심보다 적게 먹는 것을 원칙으로 한다. 가장 좋은 것은 감자, 고구마, 옥수수를 한 가지만 먹는 것이다. 생채소와 과일을 먹는 것도 좋다. 2단계는 1~2개월간 1일 1식을 하는 것이다. 23:1 단식이 되는 것이고 작은 병들은 치유가 된다. 3단계는 1일 2식과 1일 1식을 번갈아 하며 7일 중 하루는 금식하는 것이다. 그러면 48시간 금식인 5:2 간헐적 단식이 된다. 5:2 단식의 힘은 매우 강하다. 4단계는 1일 1식을 2일 하고 3일에는 하루 단식을 하는 것으로 총 9일간 실시한다. 이렇게 하면 웬만한 대사 질환은 모두 치료가 가능하다.

일	월	화	수	목	금	토	일	월	화	수	목	금	토
2식	2식	1식	금식	1식	1식	금식	1식	1식	금식	1식	2식	2식	2식
					9일간 금식 3일, 1식 6일								

이러한 0, 1, 2, 3, 4단계의 단식을 추천하는 이유는 7일, 10일, 20일, 30일의 단식은 건강검진이 필요하고, 의사와 충분한 상담과 관리가 필요하기 때문이다. 반면에 0, 1, 2, 3, 4단계의 단식은 몸에 무리를 주지 않는 안전하고 건강하며 누구나 실천할 수 있는 다이어트 법이다.

> 회식이나 모임에서 되도록 건강하게 먹는 방법은 고깃집이나 한정식에서 채소 반찬 위주로 먹거나, 채식 식당, 두부 전문점, 샤부샤부 식당, 보리밥, 쌈밥 식당 등을 우선으로 선택하는 것이다.
>
> **건강한 외식** : 월남쌈, 이탈리아 식당의 샐러드, 포케 전문점, 샐러드 전문점, 비건 채식 식당, 이탈리아 식당의 샐러드(올리브유 x, 발사믹 식초 o), 보리밥(참기름 첨가 x), 비빔밥, 메밀 음식, 메밀국수, 우리 밀국수, 우리 밀수제비, 쌈밥, 옹심이, 팥죽, 샤부샤부, 현미 채소 김밥, 현미식당, 현미밥, 청국장, 된장, 두부 전문점, 콩 요리 전문점, 곤드레 식당, 한정식 식당, 통밀빵, 바게트, 치아바타

정체기

다이어트 중에는 체중이 빠지다가 정체되는 구간이 반드시 온다. 그때는 견과류 등의 지방이나, 설탕이 많은 음료수를 먹지 않았는지 확인해야 한다. 자연식물식을 더 철저하게 하고, 공복 시간을 24시간으로 더 늘리는 것도 좋은 방법이다. 최대 48시간까지도 허용한다. 정체기에는 음식량을 줄이기보다는 고영양 저칼로리 식품(과일, 채소, 통곡물, 콩, 뿌리식물, 해

조류, 깨, 버섯)을 더 먹고, 저영양 고칼로리 식품인 고기, 생선, 우유, 달걀, 유제품, 기름, 가공 식품, 공장 식품, 패스트푸드를 확실히 줄여야 한다. 5백 식품인 흰 설탕, 흰 밀가루, 흰 조미료, 흰쌀, 흰 소금과 튀김, 패스트푸드는 확실하게 끊어야 한다. 또한 고지방 식품인 견과류와 땅콩은 최소로 먹어야 한다.

정체기를 더 쉽게 벗어나려면 아침과 저녁은 즙을 먹는다. 아침은 과일즙, 채소즙 모두 좋다. 점심은 현미와 생채식을 충분히 먹고 저녁도 과일즙이나 채소즙으로 마무리하면 정체기가 쉽게 지나간다. 즙은 소화기관의 사용이 없다. 그래서 대사 작용이 더 원활해지고 소화에는 에너지가 쓰이지 않는다. 또한 미량영양소가 충분히 공급된다.

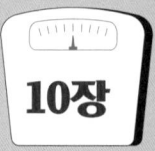

10장

모노 다이어트

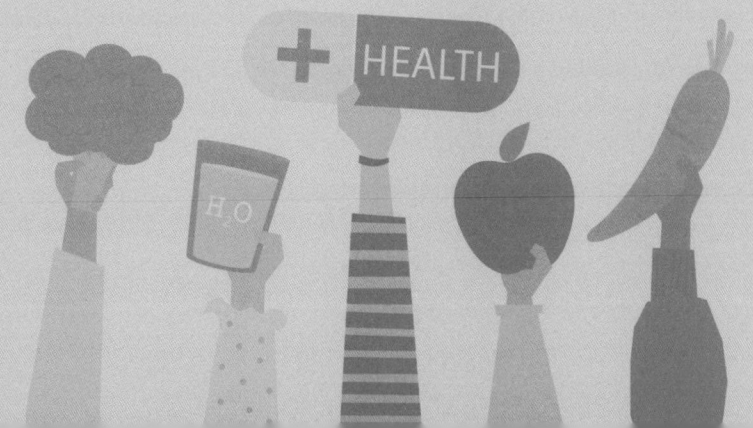

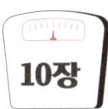

10장

모노 다이어트

분리식

단백질은 탄수화물과 함께 먹으면 안 된다. 단백질은 산성 소화액에 녹고, 탄수화물은 염기성 소화액에 녹기 때문이다. 산성 소화액과 염기성 소화액이 만나면 위에서 중화가 되어 소화가 안 되고, 소화 시간이 크게 늘어나서 소화 에너지가 엄청나게 사용된다. 단백질과 탄수화물은 분리해 먹어야 한다.

단백질과 탄수화물이 섞인 음식은 피자, 샌드위치, 햄버거, 고기국수, 규동, 초밥, 만두 등이다. 이런 음식을 먹을 때는 탄수화물과 단백질 중

하나를 선택하는 것이 좋다. 예를 들어서 피자를 먹을 때는 도우를 빼고 먹는다. 샌드위치에서는 빵을 먹지 않는다. 햄버거는 빵을 빼고 패티와 토마토, 양파를 먹는다. 고기국수는 고기 토핑을 먹지 않는다. 규동에서는 밥을 먹지 않는다. 초밥에서도 회를 먹고 밥을 먹지 않는다. 만두는 만두피를 벗기고 소만 먹는다. 또한 단백질은 소화가 어렵기에 여러 가지 단백질을 섞어 먹어서는 안 된다. 고기, 생선, 우유, 달걀, 유제품을 함께 먹어서는 안 된다. 여러 가지 단백질을 섞어서 먹으면 단백질 과다 섭취가 되고, 과단백질은 암의 원인이 된다. 예를 들면 치즈와 고기가 함께 들어 있는 치즈버거를 먹지 않는 것이다.

골고루 먹지 마라

현대의 식사법에서 가장 큰 문제는 골고루 먹으라는 개념이다. 부모님도, 의사도 음식을 골고루 먹으라고 한다. 하지만 1끼 식사에 과일, 탄수화물, 단백질을 먹는 것보다 아침 식사는 과일 위주, 점심 식사는 탄수화물과 채소 위주, 저녁 식사는 단백질(고기, 콩)과 채소 위주로 먹는다면 위에서 소화가 훨씬 쉽다. 소화 시간이 짧아지고, 소화 에너지도 적게 사용하게 된다.

또한 좋은 음식과 나쁜 음식을 1끼에 골고루 먹게 되면, 사람은 나쁜 음식에 더 끌리게 된다. 가공 식품, 공장 식품, 패스트푸드는 중독이 프로그램되어 있기 때문이다. 그래서 필요한 것은 좋은 음식과 나쁜 음식에 대한 바른 정보다. 그런데 암이나 당뇨에 걸려도 설탕 외에는 음식을 제한하는 의사는 극히 드물다. 의사는 음식에 대한 가이드를 거의 하지 않는다. 문제는 의사 말대로 골고루 먹다 보면 동물성 지방도, 동물성 단백질도, 기름도, 가공 식품도, 공장 음식도, 패스트푸드도 먹을 수 있다는 것이다. 골고루 먹으라는 개념은 버려야 한다. 과거에 MBC의 〈목숨 걸고 편식하다〉라는 방송처럼 건강하고 날씬해지려면 우리는 좋은 음식만으로 편식해야 한다. 다이어트 성공자의 공통점은 몸속 독소 제거와 영양이 풍부한 좋은 음식의 섭취다. 가장 중요한 것은 적게 먹는 것(칼로리)이 아니라 무엇(영양소)을 먹는가에 달려 있다.

소화 에너지를 줄이고 대사 에너지를 늘려라

몸이 건강을 회복하려면 과식으로 소화에 쓰이던 에너지(70~80%)를 대사 에너지에 쓰이게 해야 한다. 과식, 폭식, 잦은 간식, 야식, 섞어 먹기 등으로 소화기관이 24시간 내내 일해야 하는 몸은 면역을 올리고 독소를 배출하며 지방을 분해하고 병균을 잡아먹는 대사 작용을 못 한다. 그래서 몸이 대사 작용을 원활하게 하고 에너지를 쏟아붓게 하려면, 소화에 에너지를 최대한 쓰지 않도록 해야 한다. 그러려면 1끼의 음식 종류를 줄이고 식사 횟수를 1~2번으로 줄이며 간식을 줄여야 한다. 가장 중요한 것은 소화가 잘되고 미량영양소가 많은 음식을 먹는 것이다.

소화가 쉬운 식사 순서

① 소화에 가장 에너지를 쓰지 않는 것은 물이다. 물만 마시면 몸에서는 소화에 에너지가 쓰이지 않는다. 물을 충분히 마시면 몸속 독소가 쉽게 빠져나간다. 다이어트의 절반은 제독이므로 하루에 2ℓ의 물을 마시도록 노력해야 한다.

② 그다음은 채소와 과일의 즙(식이섬유 제거)을 마시는 것이다. 그러면 미량영양소(비타민, 미네랄, 효소, 피토케미컬)가 충분히 들어오면서 몸에서는 소화에 에너지가 쓰이지 않는다. 순수한 액체이기 때문이다.

③ 그다음은 채소와 과일을 믹서기로 간 주스를 마시는 것이다. 주스를 마시면 미량영양소(비타민, 미네랄, 효소, 피토케미컬)에 더해 식이섬유가 들어온다. 식이섬유는 고형물이기에 소화기관이 움직인다. 하지만 소화에 쓰이는 에너지는 상대적으로 적다. 식이섬유는 장 속의 노폐물과 찌꺼기를 흡착해 몸 밖으로 배출하기 때문에 몸속 독소를 제거하는 장점이 있다.

④ 그다음은 단 한 가지 음식을 먹는 것이다. 감자, 고구마, 옥수수, 딸기, 사과, 오이, 소고기, 생선, 닭고기 등 단 한 가지의 음식이 들어올 때 소화가 가장 쉽다. 그 음식의 종류를 파악해서 그 음식에 가장 적당한 소화액만을 분비하기 때문이다.

⑤ 그다음은 녹말 음식과 채소를 함께 먹는 것이다. 현미밥에 채소 반찬, 옥수수와 오이, 감자와 나물을 먹으면 소화가 잘된다. 채소는 쉽게 소화가 되기 때문이다.

⑥ 그다음으로 소화가 잘되는 것은 고기와 채소를 함께 먹는 것이다. 소고기와 샐러드, 돼지고기와 김치, 닭고기와 양파를 먹는 것은 소화가 잘된다. 채소는 소화가 잘되고, 고기 등 동물성 단백질의 소화를 방해하지 않는다.

⑦ 그다음은 돼지고기와 밥, 소고기와 빵, 닭고기와 감자를 먹는 것이다. 단백질과 탄수화물이 섞인 이런 음식은 소화가 잘되지 않는다. 동물성 식품(고기, 생선, 우유, 달걀, 유제품)은 소화액이 산성이다. 녹말 음식(밥, 빵, 면, 감자 등)은 소화액이 알칼리성이다. 그래서 이 두 종류의 음식이 함께 위에 들어오면 산성과 알칼리성 소화액이 섞여서 중화되고 소화가 잘되지 않는다. 소화가 어려운 조합은 '동물성 단백질과 정제 탄수화물'을 함께 먹는 것이다.

⑧ 가장 소화가 안 되는 것은 가공 식품, 공장음식, 패스트푸드다. 방부제, 항생제, 첨가물이 많아서 몸이 소화시키기가 매우 어렵다. 특히 튀긴 음식은 트랜스 지방이라는 강력한 독소가 있어서 소화기관과 간과 신장은 지치게 된다. 탕수육 볶음밥, 스테이크와 흰 빵, 치킨과 콜라, 피자와 콜라, 햄버거와 감자튀김과 콜라, 갈비와 냉면, 라면, 돈가스, 전, 팝콘, 기름에 튀긴 호떡 등도 매우 나쁘다.

소화 난이도 순서

물 〉과채 즙 〉과채 주스 〉한 가지 음식 〉녹말 + 채소 〉고기 + 채소 〉고기 + 녹말 〉튀김, 가공 식품, 공장 식품, 패스트푸드, 인스턴트 음식

밥을 빼고 먹는 식사법

소고기 스테이크를 먹을 때는 채소와 수분이 많은 음식을 함께 먹는 것이 좋다. 스테이크와 샐러드, 구운 감자, 밥, 치즈, 빵이 있으면 감자, 밥, 치즈, 빵을 포기하고, 오직 샐러드와 스테이크만 먹는 것이 좋다. 스테이크보다 채소(샐러드)를 많이 먹으면 더 좋다. 생선이나 닭고기도 마찬가지다. 채소와 함께 먹는 것이 가장 좋다. 채소 비율이 90%에 가까울수록 좋다. 채소를 많이 먹으면 고기의 비율이 낮아진다. 반면에 고기, 밥, 국수, 치즈, 빵은 함께 먹지 않는 것이 좋다. 곰탕, 국밥, 삼계탕은 밥과 고기가 함께 있어서 나쁘다. 밥을 빼고 먹자. 섞어서 먹으면 음식이 배 속에서 부패할 수 있다. 우리가 뷔페식당을 가거나 명절에 여러 가지 다양한 음식을 골고루 먹으면 몸이 극도로 피곤하고 소화가 안 되어 소화제를 먹는 경우가 많다. 그것은 산성 소화액에 소화가 되는 음식과 염기성 소화액에 소화되는 상극의 음식을 함께 먹었기 때문이다.

이미 섞인 음식(먹지 말라)
- 햄버거, 피자, 핫도그, 햄이나 고기나 치즈가 들어간 샌드위치, 고기국수, 스시

안 섞인 음식(추천한다)
- 현미밥 + 된장국, 감자, 콩, 호박, 김치, 상추쌈, 기름 없이 한 나물
- 고기 + 채소 + 오일 드레싱 없거나 적은 샐러드

- 빵 + 채소 + 샐러드 + 과일
- 치즈 + 채소 + 샐러드

동물성 단백질은 한 가지만

단백질은 탄수화물보다 소화가 어렵다. 한 가지가 아니라 두 가지 이상의 단백질을 함께 먹으면 단백질은 몸속에서 부패하고 독소를 만들어 낸다. 고기, 생선, 우유, 달걀, 유제품을 함께 섞어 먹으면 안 된다. 반면에 탄수화물은 두 가지 이상을 섞어 먹어도 문제가 발생하지 않는다.

다시 말해, 소화가 쉬운 음식을 섭취하면 소화 시간이 짧고 소화 에너지가 적게 든다. 그러면 몸속 에너지가 남고 시간도 남는다. 그 에너지와 시간을 이용해 몸에 축적된 지방(독소)를 분해하고 배출한다. 그러면 몸속 지방이 계속 줄어든다. 결국 몸속 독소가 거의 다 배출되고 새로 유입되는 독소도 최소라면 이제 남는 에너지와 시간은 몸속 세균을 제거하는 데 쓰인다. 면역력은 상승하고 에너지는 넘치고, 식균력이 증가한다. 결국 날씬하고 질병 없는 몸이 되는 것이다.

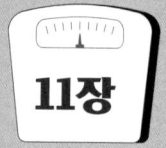

생활습관

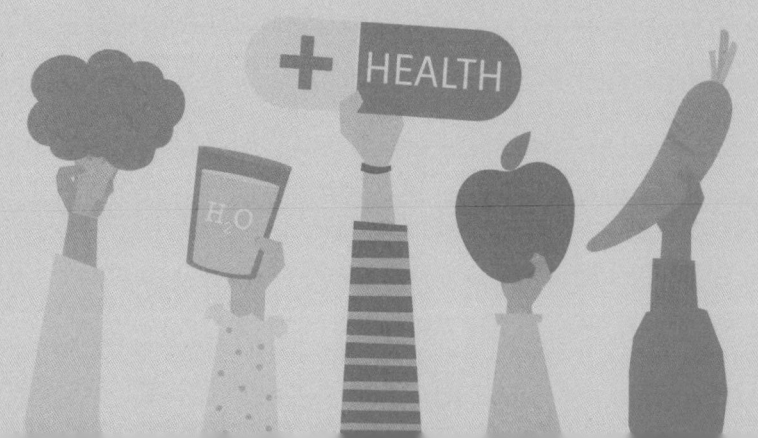

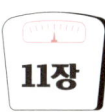

생활습관

습관이 바뀌어야 한다

다이어트에 성공하는 사람은 많다. 하지만 감량한 체중을 유지하는 사람은 적다. 체중을 줄인 후에는 다시 살쪘던 시절의 습관과 환경으로 돌아가기 때문이다. 한 비만인이 몇 개월간 합숙식 단식원에서 적게 먹고 운동을 엄청나게 해서 체중을 20kg 감량에 성공했다. 그런데 퇴소하고 나서 그간 못 먹었던 치킨, 피자, 라면을 실컷 먹는 장면을 유튜브에서 보았다. 그러면 안 된다. 삶이 바뀌고 생활습관이 바뀌어야 한다. 지속가능하지 못한 다이어트 방법은 성공할 수 없다.

암에 걸린 사람이 수술로 암 덩어리를 떼어내고 나서 기쁜 마음으로 다시 과거의 식습관과 생활습관으로 돌아가면 어떻게 될까? 다시 다른 부위에서 암이 발생하게 된다. 다이어트도 마찬가지다. 과거의 식습관, 생활습관에서 빠져나와야 한다. 위 절제 수술이나 위 밴드 수술을 해도 과거의 습관과 환경으로 돌아가면 다시 살이 찌게 된다. 위 절제나 위 밴드처럼 극단적이고, 특별한 방법의 다이어트가 아니라 조금씩 나의 식습관 생활습관을 바꾸면 그 몸무게는 평생 유지된다. 그래서 체중 감량이 아닌 환경이 바뀌어야 한다. 다이어트의 수많은 방법 중에서 지속가능한 방법을 찾고 습관화해야 한다. 내 삶의 일부로 만들어야 한다.

식습관, 생활습관을 조금씩 바꾸자. 좋은 행동을 3주간 유지해 습관으로 만들자. 음식 외의 생활습관은 다음과 같다. 운동, 잠, 명상, 마인드, 아침 일찍 기상, 아침에 창문을 열고 햇빛 보기, 뇌가 기뻐하는 음악 듣기, 항상 웃기, 하루 한 곳 정리(청소)하기, 하루를 마감하며 감사한 일 찾기, 이타적인 꿈 갖기 등이다.

운동

운동을 하면 살이 빠지는 데 도움이 된다. 하지만 운동 부족이 비만의 원인은 아니다. 비만의 가장 큰 원인은 기름진 서구식 음식이다. 운동은 다이어트를 도울 뿐이다. 비율로 본다면 다이어트의 90%는 음식이고,

나머지 10%가 운동이라고 볼 수 있다. 체중을 감량한 이후에는 몸매를 멋지게 다듬기 위해서 운동이 꼭 필요하다.

운동은 생활 운동(운동을 생활화하라)이 최고다. 1:1 PT(퍼스널 트레이닝을 돈 내고 받는 얼차려라는 말도 있다), 극기 운동, 고강도 다이어트 운동, 해병대 캠프 다이어트 등은 효과가 매우 일시적이다. 힘들기에 지속하기 어렵기 때문이다. 미국의 TV 프로그램에는 일정 기간 극심한 운동과 합숙으로 살을 뺀 후 그 결과를 공개하는 방송이 많다. 그런데 대부분이 방송 후 1~2년이 지나면 원래대로 돌아오게 된다. 방송이 끝난 후 코치 없이 자신의 의지만으로 고강도 운동을 유지하기는 매우 어렵다. 엄청난 힘이 들고 시간이 들 뿐만 아니라, 계속 PT를 받으려면 돈이 많이 들기 때문이다.

운동으로 소비되는 칼로리는 적지만, 운동 후에도 지방이 지속적으로 탄다. 지방을 태우는 데는 공복에 운동하는 것이 좋다. 식사 직후에 10~20분이라도 걷는 습관을 가지면 지방이 축적되지 않아서 좋다. 다이어트 중에는 정체기가 반드시 온다. 정체기는 기회가 될 수도 있다. 이때는 체중 변화보다 체지방 감소(인바디로 측정)에 집중하는 것이 좋다. 우리의 목표는 낮은 체중보다 낮은 체지방률이기 때문이다.

다이어트 운동법

- 1단계 : 고도비만이라면 처음에는 운동 자체가 힘들다. 그래서 운동을 안 해도 된다. 대신 산책을 하자. 고도비만인은 식이요법을 철저히 해서 체중을 어느 정도 줄인 후에 운동을 시작하자. 간식부터 줄이고 침대나 소파에서 쉬는 시간을 늘리자. 가볍게 산책부터 시작한다. 10분, 30분, 1시간으로 조금씩 걷는 시간을 늘리자. 햇빛을 받으며 공원이나 강변을 걸으면 기분이 좋아진다. 걷기는 체내 염증을 제거한다. 1단계의 목표는 하루 5,000보다.

- 2단계 : 2단계에서도 가장 좋은 운동은 산책이다. 신선한 공기를 마시며 산책을 하면서 햇볕을 쬐면 기분이 좋아지고 땀을 통해 체내 독소가 배출되고, 피의 순환이 빨라진다. 2단계가 되면 일단 하루 10,000보를 목표로 한다. 10,000보를 걷기 위해서는 1시간 반이 걸린다. 1만 5,000보를 걷는 데 2시간 반이 걸린다. 걸으면 피의 순환이 빨라지고 체온이 상승한다. 체온이 상승하면 지방이 더 쉽게 탄다. 산소 유입량도 늘어난다. 산소 유입량이 늘면 지방이 더 잘 타게 된다. 출근 전과 출근 후로 하루 2번 나누어서 하는 것도 좋다.

- 3단계 : 걷기가 쉬워지면 그때는 운동 강도를 높여서 인터벌 달리기 또는 계단 걷기를 매일 1시간씩 한다. 인터벌 달리기는 내가 뛸 수 있는 만큼만 뛴다. 100보도 좋고 100m도 좋다. 그리고 힘들면 숫자를 세면서 20~30초를 걷는다. 그렇게 다시 뛰고 걷는 것을 반복하는 것이다. 달리기나 계단을 걸으면 반드시 숨이 차게 된다. 운동을 하면 숨이 차야 한다. 숨이 차면 심장근육이 강화되기 때문이다. 하루에 1시간은 나를 위한 운동 시간으로 반드시 할

애해야 한다. 내 몸을 사랑하고 돌보는 시간이라고 생각해야 한다. 주말이나 휴일 등에는 운동 시간을 2~3시간으로 늘리면 좋다. 처음에는 탄수화물(근육 속 글리코겐)을 에너지로 사용하지만, 후반부로 갈수록 지방(복부 지방)을 태우는 비율이 증가한다. 300㎉는 밥 한 공기의 칼로리인데 걷기와 자전거 60분, 달리기 30분에 해당하는 열량이다.

- 자전거 타기 : 자전거는 무릎에 무리가 가지 않는 정말 좋은 운동이다. 인터벌 달리기 후에 발목이나 무릎에 통증이 온다면 자전거 타기를 추천한다. 초기에는 평지에서 자전거를 타지만 적응되면 오르막길을 자전거로 가야 한다. 그래야 지방이 빨리 줄어든다.

- 등산 : 집 근처에 산이 있다면 등산을 추천한다. 걷기보다 더 힘들고 공기가 좋기 때문이다. 등산은 건강한 사람에게 최고의 운동이다. 주말처럼 시간이 많은 날은 4시간 이상의 등산을 추천한다. 등산처럼 오랜 시간 운동을 지속하면 체내 지방이 빨리 연소가 된다. 맑은 공기는 덤이다.

매일 기상 후 1시간과 저녁 1시간을 운동 시간으로 정하자. 그리고 인터벌 달리기와 등산, 자전거를 번갈아 가면서 하자. 지루하지 않고 무릎이나 발목에 무리가 되지 않는다. 매일 1~2시간의 운동은 반드시 습관화해야 한다.

- 근력 운동 : 대표적인 맨몸 근력 운동으로 스쿼트, 팔굽혀펴기, 윗몸 일으키기, 플랭크 자세 유지하기 등이 있다. 식사량을 줄이면 근육이 줄어든다고 하는데, 공복 시간에 운동하면 지방도 더 잘 타고 근육도 전혀 줄지 않는다. 상체 운동과 하체 운동을 격일로 번갈아서 하는 것이 좋다. 처음에는 10개를 목표로 하고, 최종 100개를 목표로 한다.

생활 운동

매일 1~2시간의 운동습관과 함께 반드시 생활 운동도 늘려야 한다. 생활 운동은 평소 생활에서 몸을 조금 더 움직이는 것이다. 조금 더 부지런해지는 것이다. 과거에는 보편적인 이동 수단이 다리로 걷는 것이었다. 장을 보는 것, 집안일을 하는 것, 모든 것이 운동이었다. 생활 운동은 습관이고 한번 만들어진 습관은 평생 강력한 도움을 준다. 늘 몸을 부지런히 움직이는 습관을 만들어야 한다. 내가 조금 더 부지런해지면 가족도 매우 기뻐한다. 쓰레기도 바로 버리고, 청소와 설거지, 빨래도 바로 하기 때문에 집이 늘 깨끗하기 때문이다.

걷기와 운동을 생활화하기 위해서는 늘 항상 어디를 가든 운동화나 걷기에 편한 신발을 신는 것을 습관화해야 한다. 정장에도 걷기 편한 구두를 신는다. 그래야 하루 총걸음 수가 늘어난다.

- 생활 운동 1 : 집이 아파트라면 엘리베이터를 타지 않는다. 늘 계단으로 올라간다.
- 생활 운동 2 : 지하철에서는 에스컬레이터보다는 계단을 걷는다.
- 생활 운동 3 : 쓰레기 버리기, 청소, 설거지 등, 집 안의 모든 일을 솔선수범한다.
- 생활 운동 4 : 하루 한 번 이상 30분에서 1시간 산책을 필수적으로 한다.
- 생활 운동 5 : 주차는 가장 먼 곳에 해서 될 수 있으면 많이 걷도록 한다.

이 책의 방법대로 식사하면 소화에 쓰이는 에너지가 적기 때문에 남는 에너지가 증가한다. 남는 에너지가 늘어날수록 피로가 적고 힘이 넘친다. 그래서 운동하고 싶은 생각이 들게 된다. 몸에서 에너지가 넘치면 몸이 근질근질해진다. 늘 쉬고 싶은 몸에서 뛰고 싶고, 근육 운동을 하고 싶은 마음이 생긴다. 운동은 바로 이때 하는 것이다. 몸이 비만해 체중이 크게 초과된 상태에서 억지로 운동하면 부상의 위험도 있고 효과도 없다.

잠

인간의 2대 욕구는 수면욕과 식욕인데, 수면욕이 식욕보다 더 강하다. 잠을 충분히 자야 한다. 잠을 충분히 자야만 뇌가 충분히 쉬어서 스트레스가 감소하고 살이 잘 빠진다. 스트레스는 강력한 비만의 원인이다. 뇌의 피로를 가장 잘 풀어주는 것은 수면이다. 수면이 부족한 날에는 식사량이 늘어난다. 피곤하면 뇌에서 허기를 더 느끼기 때문이다. 부족한 수면이 과식으로 이어지는 경우가 많다. 또 수면 시간에는 효소의 낭비가 없고 부족한 효소가 보충된다. 수면 부족은 비만과 고혈압, 당뇨의 원인이다.

수면의 골든타임은 밤 10시에서 새벽 2시다. 이 시간에 깊은 수면이 이루어져야 뇌와 육체가 완전히 회복될 수 있다. 또한, 근육도 증가하고, 내장지방이 연소된다. 될 수 있으면 10시 이전에 잠자리에 드는 것을 추천하고, 늦어도 11시 전에는 반드시 취침해야 한다. 하루 최소 7시간 이상의 충분한 수면을 추천한다. 또한, 밤 10시에서 새벽 2시에 깊은 잠에 드는 것이 좋은 이유는 이 시간은 멜라토닌이라는 좋은 호르몬이 가장 많이 나오는 시간이기 때문이다. 이 시간에 깊은 수면에 들려면 수면 시 눈에 들어오는 빛이 없어야 한다. 방 안에 빛이 나는 가전제품이 있다면 반드시 그 기계를 끄거나 덮어두어야 한다. 핸드폰도 멀리 두고 알람시계도 빛이 없는 것을 이용하는 것이 좋다. 수면 중에 깨어나서 불을 켜고 화장실을 가는 것을 막기 위해서 자기 전에 소변을 보는 것도 중요하다. 베개는 낮을수록 좋다.

다이어트를 위해서 중요한 것은 수면이 부족하지 않는 것이다. 수면 부족을 없애기 위해서는 일찍 잠을 자야 한다. 과거의 인류는 해가 지면 잠들었고, 해가 뜨면 눈을 떴다. 이것이 자연의 이치이고 몸의 리듬이다. 실제로 과거에 농촌에서 농사를 짓는 어른들은 9시 뉴스를 보지 못하고 잠드시는 경우가 많다. 그리고 새벽 4시에 기상해 일하기 시작했다. 전기가 없었던 과거에는 모두가 그렇게 살았다. 한국은 밤 문화가 가장 발달한 나라다. 하지만 건강해지고 날씬해지려면 자연의 리듬에 나를 맞추어야 한다. 잠은 무조건 밤 10시 이전에 일찍 자라. 10시에 자고 새벽 5시에 일어나면 매일 2~3시간을 누구의 방해도 없이 오롯이 나만의 시간으로 쓸 수 있다. 독서나 운동, 공부, 자기계발에 사용할 수 있다.

명상법

다이어트에서 마음의 평안이 가장 중요하다. 스트레스가 증가하면 스트레스 호르몬인 코르티솔이 분비가 되어서 살이 찐다. 코르티솔이 증가하면 식욕도 증가한다. 평소에 눈을 감고 심호흡을 하면서 마음을 안정시키는 시간이 필요하다. 명상할 때는 4주 후의 내 모습을 상상하거나 적정 체중이 되었을 때의 몸을 생각하는 것도 좋은 방법이다. 10년, 20년 후의 멋진 미래를 상상하는 것도 좋다. 클래식 음악을 듣거나 요가와 호흡법을 배우는 것도 심신을 안정시키는 좋은 방법이다.

마인드

스트레스는 다이어트의 가장 큰 적이다. 스트레스가 증가하면 가공 식품, 공장 식품, 패스트푸드, 정크 푸드, 인스턴트 음식이 강하게 끌린다. 술과 담배도 끌린다. 정크 푸드는 혈당을 빨리 끌어올리는 공통점이 있다. 혈당이 빨리 올라가면 뇌의 긴장을 낮출 수 있고, 그래야 뇌가 일시적으로 안정되기 때문이다. 같은 스트레스라도 강하게 받는 사람과 약하게 받는 사람이 있다. 그 차이는 멘탈(정신력)이다. 늘 긍정적인 마음을 갖도록 한다. 인생은 고난의 연속이다. 누구에게나 그렇다. 어려울 때 웃는 사람이 일류다. 내가 겪은 절망에 무너지지 말고 극복하면, 그 경험으로 '나와 같은 어려운 상황을 겪고 있는 타인'을 도울 수 있다. 고난이 기회가 되는 것이다. 모든 일에 불평을 끊어보자. 나에게 일어나는 크고 작은 모든 나쁜 일에서 감사하고 긍정으로 전환해 생각하는 습관을 들이자. 버스나 지하철을 놓쳐도, 대학에 떨어져도, 취직이 안 되어도, 사고를 당해도, 연인과 헤어져도, 사업이 망해도 다시 더 좋은 새로운 기회가 올 것이라고 믿어야 한다.

나의 사고는 내 몸속의 60조 개의 세포에 영향을 미친다. 내가 건강하고 날씬해진다고 생각하고 노력하면, 모든 세포가 건강하고 날씬해지는 방향으로 움직인다. 안 된다고 생각하고 끝났다고 포기하면, 60조 개의 세포도 끝나는 방향으로 움직이게 된다. 다이어트를 하고 있다면 거울을 보고 '나는 이미 날씬하고 건강하다. 나는 매일 더 건강해지고 있다'라고 확언하는 것이 매우 좋다. 확언 후에는 그에 합당한 행동을 하는 것이다.

가장 중요한 것은 내가 나와 내 몸을 사랑하는 것이다. 나 자신을 진심으로 사랑해야 한다. 좋은 음식과 나쁜 음식에 대해 구분하고, 잘 알면서도 정크푸드나 패스트푸드를 내 몸에 많이 넣을 수 있을까? 어쩔 수 없는 상황이라면 분위기를 위해서 조금은 먹을 수도 있다. 내가 패스트푸드에 아직 중독된 상태여서 끌릴 수도 있다. 하지만 해로운지 알면서 나쁜 음식을 내 몸에 많이, 그리고 자주 넣는다면 그것은 내 몸을 사랑하지 않고 학대하는 것이다. 남에게 보여주는 삶에서 내가 행복한 삶으로 바뀌어야 한다. 생각과 행동과 습관이 바뀌어야 진짜 변화한 것이다. 습관이 바뀌지 않고 단기적인 행동만 바꾼다면, 반드시 요요가 온다. 지속 가능하지 않기 때문이다.

요리 능력

다이어트에 성공하려면 요리 능력을 키워야 한다. 파는 음식은 기름과 조미료를 엄청나게 쓴다. 파는 음식의 목적은 고객의 건강이 아니다. 기름지고 강하고 진한 맛은 수단이고, 고객이 다시 찾아오는 것이 목적이다. 편함만 추구하다 보면 외식과 배달 음식만 먹게 되어 영양은 없고, 칼로리만 높은 음식만 먹게 된다. 정크푸드, 패스트푸드만 먹게 되면 살이 찌지만 오히려 영양실조에 걸릴 수도 있다. 간단한 채소 요리를 익히면 다이어트에 큰 도움이 된다. 평소에 간단하게라도 냉장고에 다양하고, 건강한 샐러드 과일 도시락을 만들어놓으면 피곤한 날 요리할 힘이 없을 때 큰 도움이 된다. 요리라고 해서 엄청난 것이 아니다. 과일 자르기, 채소 씻기, 믹서 돌리기, 레몬즙 짜기 등도 훌륭한 요리법이 된다.

다이어트 일기 기록하기

나만의 다이어트 일기를 쓰는 것도 좋다. 내용은 하루 중 먹은 음식과 시간, 운동 시간과 내용을 적는 것이다. 더불어서 몸무게를 기록하고 인바디가 있다면 체지방량, 근육량, 체질량지수를 적으면 좋다. 기상 시간과 취침 시간을 적어도 좋다. 이것을 계속 기록하면 어떤 음식이 체중을 늘리는지, 내가 고쳐야 할 습관은 무엇인지를 알게 된다.

기록 날짜 20 년 월 일 요일 시 분			
전날 수면 ~ 오늘 기상 시간			
먹은 음식과 시간 아침 점심 저녁 간식			
하루 총걸음 수와 운동 내용			
체중 / 체지방 / 체질량지수			
감사한 일			
느낀 점			
기타			

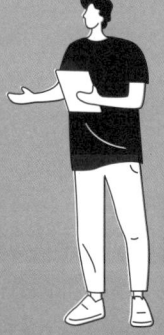

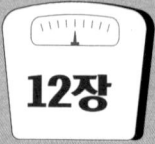

실천 프로그램

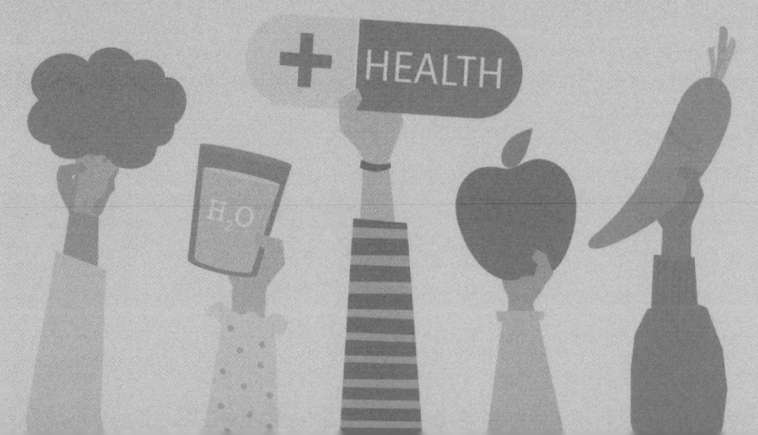

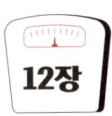

12장
실천 프로그램

목표

첫 번째 목표는 표준 체중이 되는 것이다. 표준 체중은 자신의 현재 키에서 110~105를 빼는 것이다. 키가 180cm인 남자의 목표는 70~75kg이고, 키가 160cm인 여자의 목표는 키에서 105~100을 뺀 55~60kg이 되는 것이다. 남자는 105를 뺀 75kg과 여자는 100을 뺀 60kg도 나쁘지는 않다. 하지만 우리의 최종목표는 자신의 신장에서 남자 110, 여자 105를 뺀 숫자가 되는 것이다. 정상 체중을 목표로 정하는 것이 실천의 첫 단계다.

두 번째 목표는 내 혈관이 깨끗해지는 것이다. 총콜레스테롤이 130mg/dL이 목표다. 하지만 150 이하도 나쁘지는 않다. 총콜레스테롤이 낮아지면 혈압과 당뇨는 저절로 정상이 된다. 저지방 자연식물식을 하게 되면 입맛이 변하고 고혈압, 당뇨, 비만이 치료된다. 체중이 줄고, 체지방이 줄며, 근육이 늘고, 질병이 사라지면서 상쾌한 기분을 갖게 된다. 자존감이 향상되고 감사가 늘어나게 된다.

점진적 4주간 프로그램

식습관을 한 번에 바꾸는 것도 좋지만, 그러면 몸이 적응하지 못할 수 있다. 그래서 몸이 적응할 수 있도록 점진적인 변화를 주는 것을 추천한다.

- 공통 : 흰 설탕, 흰 밀가루, 흰 조미료, 흰쌀, 흰 소금, 흰떡을 먹지 않는다. 흰 밥은 현미밥이나 잡곡밥으로 대체한다. 흰 소금은 천일염으로 대체한다.
- 1주 : 가공 식품, 공장 식품, 패스트푸드, 튀김을 먹지 않는다.
- 2주 : 고기, 생선, 달걀, 우유, 치즈를 먹지 않는다.
- 3주 : 오일, 버터를 먹지 않는다.
- 4주 : 과일, 채소, 통곡물, 콩, 뿌리채소, 해조류, 깨, 버섯만 먹는다.

급진적 4주간 프로그램은 첫째 주부터 가공 식품, 공장 식품, 패스트푸드, 튀김, 고기, 생선, 우유, 달걀, 유제품, 오일(버터, 식용유)을 과감하게 결단하고 끊는다. 시간이 부족하고 결심이 단단하게 섰다면, 급진적 4주 프로그램도 좋은 선택이 될 가능성이 있다.

3끼 식사법

- 아침 식사 : 과일만 먹기를 가장 추천한다. 안 먹어도 좋다. 양은 상관이 없다. 사과 1개여도 좋고 사과 4개여도 좋다. 과일 먹기의 가장 중요한 점은 공복에 먹어야 한다는 것이다. 아침은 인체의 3주기상 배출 시간이다. 배출 시간은 새벽 4시부터 낮 12시까지 8시간이다. 그래서 이 배출의 시간에 소화가 잘 안 되는 음식을 과하게 먹으면 배출을 방해하게 된다. 아침을 왕처럼 가장 풍족하게 먹으라는 이야기는 진실이 아니다. 아침 공복에 과일을 충분히 먹어서 몸에 미량 영양소를 충분하게 공급하는 것이 좋다.

- 점심 식사 : 과일, 채소, 통곡물, 뿌리채소, 해조류, 깨, 버섯을 먹는 것이 좋다. 점심은 인체의 3주기상 섭취(소화)의 시간이다. 섭취 시간은 낮 12시부터 저녁 8시까지, 8시간이다. 식사 시간을 낮 12시부터 저녁 6시까지로 하면 6시에 먹은 음식도 저녁 8시까지 소화될 수 있다. 몸에 무리를 주지 않기 위해서 식사 시간은 낮 12시부터 저녁 6시 이전으로 제한하는 것을 추천한다. 각자의 상황에 맞게 예를 들어 낮 12시 점심 식사, 오후 5시 저녁 식사로 식사 시간을 정하는 것

도 좋은 방법이다. 식사 시간이 정해지고 이것이 습관이 되면, 몸은 그 시간에 적응하게 된다. 낮 12시와 오후 5시에 식사가 들어오는 것을 늘 예상하기 때문에 몸은 무리하지 않게 된다. 여기에 더불어 들어오는 음식의 양과 종류가 일정하다면, 몸은 더 안정적인 반응을 보이게 된다.

점심 식사 추천 메뉴
- 현미밥, 된장국, 생채소 쌈, 재래식 쌈장
- 현미 샐러드

- 저녁 식사 : 과일만 먹는 것이 가장 좋다. 녹말 식품인 감자, 고구마, 옥수수 중 한 가지를 먹는 것도 좋다. 저녁에 단 한 가지 성분의 음식을 먹으면 소화가 빠르고 쉬워서 몸에 무리가 되지 않으며 잠을 편하게 잘 수 있다. 저녁 식사를 배고프게 먹을 필요는 없지만, 점심보다는 적게 먹어야 한다.

저녁 식사 추천 메뉴
- 과일만 먹기
- 녹말 식품 한 가지 먹기(감자, 고구마, 옥수수)
- 동물성 단백질과 채소 먹기(고기, 상추)
- 콩과 샐러드 먹기(병아리콩 샐러드)

인체의 3주기상 동화의 시간은 저녁 8시부터 새벽 4시까지 8시간이다. 이 시간은 소화의 시간이 아니기 때문에 이 시간에는 음식을 먹지 않는 것이 좋다. 저녁 8시 이후에도 야식하는 사람들이 많다. 하지만 인체의 생리상 저녁 8시 이후에 소화기관을 움직이게 하는 것은 몸에 무리를 준다. 인체가 가장 많이 에너지를 소비하는 것이 소화다. 야식 때문에 동화의 시간에 소화가 시작되면 동화가 제대로 이루어지지 않을 수 있다. 또한 밤 11시부터 새벽 2시는 깊은 잠을 자야 하는데, 소화가 어려운 음식을 밤 10시에 먹게 되면, 그 음식이 다음 날 아침 8시까지 소화되지 않는 경우가 있다. 결국 야식은 잠도 망치고, 소화기관의 휴식도 망치며, 동화 작용에 방해가 된다. 건강하고 날씬하기를 바란다면 저녁 식사는 5~6시에 시작하고, 소화가 잘되는 음식을 먹어서 8시 이전에 소화가 끝나는 것을 추천한다.

인체의 3주기

시간	작용	추천
새벽 4시~ 낮 12시	배출	아침 식사는 물, 차, 과일 추천, 소화가 쉽고 빠르게
낮 12시~ 저녁 8시	섭취(소화)	점심 식사는 12시, 저녁 식사는 5시나 6시 추천
저녁 8시~ 새벽 4시	동화	저녁 8시 이후는 야식 금지, 수면, 소화, 동화에 방해

채소 도시락 다이어트
(파프리카, 오이, 당근, 셀러리, 방울토마토)

2주 혹은 4주간 완전 채식을 결심해도 사회생활을 하는 사람에게는 주변이 가만히 두지 않는다. 인간은 시각적으로 반응을 하고 무리에 따르는 본능도 있다. 즉, 배가 고플 때 패스트푸드점을 지나가면 햄버거, 피자, 감자튀김을 먹고 싶은 욕망이 일어나고, 여럿이 식당을 갔을 때 그들이 먹는 음식을 함께 먹게 되는 일이 생긴다. 그래서 도시락이 필요하다. 가방에 도시락을 넣어서 다니는 것이다. 가장 추천하는 음식은 방울토마토, 파프리카, 오이, 당근, 셀러리 등을 잘라서 도시락에 넣는 것이 좋다. 현미밥에 냄새가 없는 채소 반찬으로 도시락을 만들어도 좋고, 현미밥을 기름 없이 구운 돌김에 싸서 도시락에 넣는 것도 좋은 방법이다. 현미밥을 동글게 만들어서 호두알 정도 크기로 만들어도 좋다. 유리병에 채소 4 : 과일 1의 비율로 믹서기로 갈은 스무디를 350~500㎖를 담는 것도 좋다. 스무디 3~4병을 가지고 외출하면 갈증도 없고 영양도 보충된다.

어쨌든 외출할 때 도시락이 있으면 충동적으로 나쁜 음식을 덜 먹게 된다. 바빠서 도시락을 먹지 못해도 좋다. 도시락이 있다면 언제든 먹을 수 있다는 생각을 갖게 되어서 나쁜 음식에 관심이 덜 가게 되기 때문이다. 직접 간단한 도시락을 만드는 연습을 해야 한다. 도시락 만들기는 쉬운 것부터 한다. 당근, 오이, 셀러리를 7~10cm 정도로 잘라서 후무스와 찍어 먹는 것도 좋다. 과일만 잘라서 포크와 담아도 멋진 도시락이 된다. 다이어트는 요리가 필수다. 간단한 요리는 본인이 만들 수 있어야 한다. 아주 쉬운 요리부터 직접 만들어보고, 도시락을 만드는 습관을 들여야 한다.

반신욕

반신욕도 몸의 독소를 배출하는 좋은 방법이다. 하루 15~30분 반신욕을 하면 노폐물이 땀으로 배출이 되고 체온이 상승한다. 반신욕을 하면 땀이 많이 배출되므로 반신욕 후에는 따뜻한 물을 마셔서 수분을 충분히 보충하기를 바란다. 모든 만성병은 혈관의 막힘이 없어야 낫는다. 반신욕은 혈행의 흐름을 좋게 한다. 반신욕이 어려우면 발을 따뜻하게 하는 족욕도 추천한다.

피 검사

다이어트 시작 전에 피 검사나 건강 검진을 받으면 좋다. 그리고 4주간의 다이어트가 끝나면 다시 한번 검사해서 변화를 체크하자. 가장 중요한 것은 총콜레스테롤, 중성지방 수치다. 총콜레스테롤은 130 이하 목표, 200 미만이 정상이다. 중성지방은 70 이하 목표, 150 이하가 정상이다. 체중, 비만지수, 체질량지수, 혈당을 기록해두기를 추천한다.

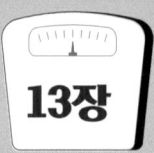

13장

습관의 변화로 요요 없는 지속가능 다이어트

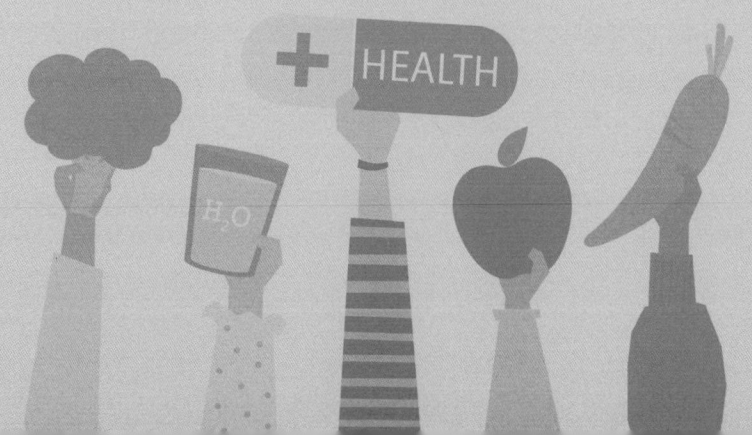

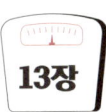

13장
습관의 변화로 요요 없는 지속가능 다이어트

최종 목적

다이어트의 최종 목적은 체중이 아니다. '습관의 변화'다. 적정 체중이 70kg인데, 현재 체중이 100kg이라면 그는 100kg의 습관을 가진 사람이고, 그가 70kg이 되었다면 그는 70kg의 습관으로 변한 사람이다.

최근에 미국에서는 당뇨 약으로 개발한 약이 살 빠지는 효과가 있어서 그 약이 비만 약으로 변형되어 엄청나게 팔리고 있다. 한 달 비용은 140만 원 정도로 미국의 유명 연예인들도 많이 사용하고 있다고 한다. 두통, 구토, 설사의 부작용이 있지만 불티나게 팔리고 있다. 하지만 이런 것은 의미가 없다. 이 약을 끊는 순간 다시 살이 찌기 때문이다. 그것보다는 작은 습관의 변화가 중요하다. 아침에 사과를 하나 먹는 습관, 하루에 물을 2ℓ 마시는 습관, 해를 보며 산책하는 습관, 가공 식품을 줄이는 습관 등, 이런 습관은 나의 체중 감량을 영원히 유지시켜줄 것이다.

체중이 100kg인 사람이 목표를 70kg으로 정하고 6개월에 30kg을 감량했다면, 대단한 것이다. 6개월간 매일 4시간씩 운동하고 식사량을 줄여서 감량했다면 이 다이어트는 실패 확률이 100%다. 계속 운동을 많이 하고 적게 먹어야 하는데, 이것을 계속 유지하는 것은 불가능하기 때문이다.

다이어트는 단기전이 아니라 장기전이다. 한 달에 몇 kg 감량이 중요한 것이 아니다. 장기적인 다이어트가 성공하려면 반드시 습관이 바뀌어야 한다. 30kg을 빼려고 노력하지 말고, 몸이 건강해져서 저절로 30kg이 빠지게 해야 한다. 몸이 건강해지면 너무 마른 저체중인 사람도 정상 체중이 된다. 다음의 변화를 하나씩 습관으로 만들 때마다 나의 체중은 1~2kg씩 요요 없이 영구적으로 빠지게 된다. 요요가 생기는 이유는 지속가능하지 않기 때문이다.

좋은 습관

- 나를 사랑하고 내 몸을 사랑한다. 환경을 사랑하고 이웃을 사랑한다.
- 헝그리박스(건강식 도시락)를 늘 주변에 두거나 가지고 다닌다. 채소, 견과,

그린스무디 등을 도시락에 담아서 항상 옆에 둔다. 3군 음식을 먹고 싶을 때 일단 도시락을 먹고 난 후 다시 생각한다. 생수도 늘 가지고 다니면서 한 컵의 양을 1시간 간격으로 마신다. 뜨거운 물이면 더 좋다.

- 건강한 1군 음식을 충분하게 먹는다.
- 2군 음식은 감량기에는 거의 먹지 말고, 적정 체중이 되면 주1~2회 먹는다.
- 해로운 3군 음식을 과감하게 끊는다. 패스트푸드는 최악의 음식이다. 먹을 수밖에 없는 상황이라면 적게 먹거나 먹은 다음 날 하루는 3끼 모두 1군 음식으로만 먹어서 몸을 정화하자.
- 치킨, 탕수육, 과자, 감자튀김, 팝콘 등의 튀긴 음식은 다 끊는다. 강력한 독소인 트랜스 지방이 나오기 때문이다.
- 밤 10시 이전에 잠자리에 들고, 최소 7시간 이상 잔다. 평일의 잠이 부족하면 주말에라도 충분하게 잔다. 충분한 잠이 다이어트에 굉장히 중요하다.
- (과일) => 따뜻한 국물 => 채소 => 단백질 => 녹말 식품 순서로 먹는다. 식사의 맨 처음에 빵이나 밥부터 먹으면 혈당이 급등해 식사량이 증가한다.
- 한입은 최소 50번 이상 씹어 먹는다. 씹는 동안 수저는 내려놓는다.
- 식사 후에는 눕거나 앉지 말고 10분이라도 걷는다.
- 틈틈이 행복한 미래를 명상한다.
- 에스컬레이터 대신 계단 걷기, 가까운 곳 걷기 등 일상생활의 운동을 늘린다.
- 다이어트 초기에는 5,000보, 하루에 10,000~15,000보를 걷는다.
- 주말에는 장거리 자전거나 등산을 한다.
- 하루에 2~3끼를 먹는다. 그중 1~2끼를 생채소나 생과일로 하면 더 좋다.

- 다이어트 식사 일기를 적는다.
- 병에 걸리면 약이나 의사에 의존하지 않고 식습관을 바꾼다.
- 요리하는 습관을 들인다. 새로운 요리를 배운다.
- 늘 웃으려고 노력한다.
- 클래식이나 긍정적인 음악을 듣는다.
- 외식은 건강한 음식을 우선한다.
- 고기와 녹말(밥, 빵, 면, 감자)을 함께 먹지 않는다.
- 생수를 하루 2ℓ 마신다.
- 그린스무디를 하루 1~2병(500~1,000㎖) 마신다.
- 칼로리는 낮고, 영양이 풍부한 음식을 먹는다.
- 음식을 선택할 때 자연에 가까운 음식을 선택한다.
- 양념이 된 고기보다는 생고기, 가공 식품보다는 자연 식품, 튀기기보다는 삶거나 쪄서 먹는다.
- 식사량은 점진적으로 천천히 오랜 기간에 걸쳐 줄인다(간식까지 하루 5~6번 먹던 것을 갑자기 하루 2끼 이하로 줄이면 몸은 강하게 방어한다).
- 원예, 독서, 운동, 음악 감상 등 먹는 것이 아닌 다른 취미를 갖는다.
- 내 몸에 맞는 방법을 찾는다. 누구나 체질이 다르다. 본인의 몸에 맞는 음식과 생활패턴을 스스로 찾아내야 한다. 그러려면 내 몸을 세심하게 관찰해야 한다.
- 가장 적합한 것을 생활습관으로 만들어야 한다. 습관은 배신하지 않는다.
- 의지력은 지속되기 어렵다. 10kg 체중을 감량하려고 하지 마라. 하루 1만

보 이상 걷고 뛰기, 1군 음식 먹기, 잘 자기, 하루 2끼 먹기 등을 습관(시스템)으로 만들면 된다.

미국의 심리학자 윌리엄 제임스(William James)는 말했다.

"생각이 바뀌면 행동이 바뀌고, 행동이 바뀌면 습관이 바뀌고, 습관이 바뀌면 인격이 바뀌고, 인격이 바뀌면 운명까지도 바뀐다."

생각이 바뀌기 위해서는 공부가 필요하다. 책을 읽고 깨닫고 노트에 정리하고 실천사항을 요약해야 한다. 그리고 하루의 삶에 그것을 그대로 실천해야 한다. 사람은 깨닫고 믿고 확신해야 행동의 변화가 생긴다. 행동을 바꿀 때는 스스로를 납득시켜야 한다. 납득이 안 되면 더 공부하고 연구해야 한다. 아는 것이 아니라 믿어야 행동이 바뀐다. 행동은 한 달이나 일주일의 하루만 변하는 것이 아니라, 단 10분이라도 매일의 삶에 습관이 되어야 한다. 그것이 진짜 변화다. 단기적인 변화는 반드시 요요로 돌아온다. 나의 습관이 바뀌어야 한다. 식습관, 생활습관이 조금씩이라도 좋은 방향으로 변하게 되면 요요 없는 다이어트와 체중을 평생 유지할 수 있다. 지속가능한 다이어트는 습관이 바뀌는 것이다.

늘 좋은 방향을 생각하고 긍정적으로 생각하자. 나는 더 건강해지고 있고, 매일 더 좋아지고 있음을 스스로에게 말하자. 내 몸에게 말하자.

즉, 정리하면 이렇다.

1. 아침 식사는 과일로 한다.
2. 간헐적 단식으로 공복 시간을 지속적으로 조금씩 늘려서 독소를 배출한다.
3. 미량영양소가 많은 생채식을 하루에 2~3회 먹는다.
4. 매일 1시간 산책이나 인터벌 러닝으로 체력을 키우고 혈액을 순환시킨다.

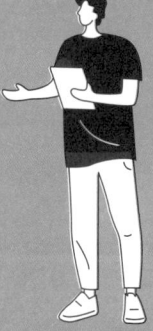

지속가능 다이어트 2주 3회 교육 후기

네이버 카페 〈지속가능 다이어트(https://cafe.naver.com/nohu100)〉

60대 여 : 체중 2kg 감소, 컨디션이 좋아짐, 에너지가 넘침, 입맛이 좋아짐, 혈당이 내려감, 배변이 좋아짐, 규칙적인 식사 습관이 생김.

50대 여 : 체중 2kg 감소, 몸이 가벼워지고, 배설 횟수 증가, 혈색 좋아짐, 간식의 횟수가 줄고 간식의 질이 좋아짐, 소화가 잘됨, 건강한 식습관을 배움.

40대 여 : 체중 1kg 감소, 몸이 가벼워지고 덜 피곤함, 혈당 정상이 됨, 소화가 잘되고 피곤함 감소, 좋은 음식을 선택할 수 있게 됨.

50대 남 : 컨디션이 좋아지고 머리 통증이 사라짐, 몸이 가벼워짐, 불편한 포만감이 사라짐, 배고프지 않은 다이어트라서 좋음, 균형 있는 식사와 영양을 알게 됨.

60대 남 : 체중 1kg 감소, 컨디션 향상, 에너지 상승, 몸이 가벼워짐, 몸과 정신이 건강해짐.

40대 남 : 체중 2.5kg 감소, 컨디션 상승, 배설이 편안해짐, 피로가 감소함, 매일 카카오톡으로 피드백해주셔서 감사함, 건강한 요리 실습을 하게 해주시고, 유용한 건강 지식을 주셔서 감사함.

50대 여 : 체중 2kg 감소, 잠을 잘 자게 됨, 속이 편하고 몸이 가벼워짐, 배고프지 않음, 흰밥만 먹다가 현미밥도 맛있게 먹을 수 있게 됨, 커피는 하루 한 잔, 건강과 영양을 공부하게 된 귀한 시간임.

50대 여 : 체중 1kg 감소, 컨디션 좋고, 몸이 가벼워짐, 여기저기서 들었던 장황한 건강 지식이 상세한 설명과 근거로 일목요연하게 정리가 됨. 자주 굶고 폭식하는 습관이 고쳐짐.

50대 여 : 트림이 줄어들고 배고픔을 잘 느끼지 못하게 됨. 건강에 좋은 음식이 무엇인지를 지키려고 노력 중임.

비만인과 건강인의 삶의 방식 차이

비만인

자기혐오, 자기비판을 한다.
절제력이 약하다.
음식을 먹는 것이 기쁨이다.
배고픔에 민감하다.
무조건 끼니를 챙긴다.
많이 시키고 빨리 먹고 남기지 않고 먹는다.
운동을 하지 않는다.
가까운 거리를 걷는 것도 싫어한다.
위가 크고 많이 먹어야 배부르다.
진한 맛, 양념 맛을 좋아한다.
자신을 관리하지 않는다.
방, 차, 가방을 청소하지 않는다.
진하고 단맛 음료를 선호한다.
맵고 짜고 양념이 강한 음식을 선호한다.
뷔페를 좋아한다.
충동적 절제력이 약하다.
음식 선택의 기준은 맛이다.
과자, 초콜릿, 밥, 빵, 면, 떡을 선호한다.
곱빼기 등 더 큰 음식을 선호한다.
자기 자신을 꾸미지 않는다.

건강인

타인에게 친절하고 자신을 아낀다.
절제력이 있다.
아름다움이 기쁨이다.
배고픔에 둔감하다.
배가 안 고프면 식사를 거른다.
진짜 배가 고플 때 먹는다.
배가 부르면 그만 먹고 남기거나 싸간다.
적게 먹는다, 천천히 먹는다.
매일 적당한 운동을 한다.
아침에 공복 운동을 한다.
산책을 좋아한다.
위가 작아서 소식한다.
음식 자체의 순수한 맛을 좋아한다.
건강한 음식을 선호한다.
좋아하는 음식을 조금 먹는다.
샐러드, 단백질, 밥 순서로 먹는다.
자기 자신을 아름답게 꾸민다.
방과 차를 깨끗하게 관리한다.
물과 차를 선호해 틈틈이 계속 마신다.
건강에 관심이 많다.

몸을 가리는 옷을 선호한다. 검은색 옷을 선호한다. 사진 찍기를 싫어한다. 엘리베이터를 탈 때 벨이 울릴까 눈치 본다. 뛰면 건널 수 있는 신호등을 포기한다. 걸음이 느리다. 뛰지 못한다. 옷을 신경 쓰지 않는다. 헤어, 몸에 신경 쓰지 않는다. 패션에 관심이 없다. 비판적이다. 끈기가 없다. 음식을 먹는 것에 죄책감을 느낀다. 고기와 튀긴 음식을 좋아한다. 편의점 인스턴트 음식을 좋아한다. 패스트푸드를 자주 먹는다. 가공 식품, 공장 식품을 좋아한다. 굽고, 볶고, 튀긴 것을 좋아한다. 간식이 보이면 바로 먹는다. 저녁에 맥주를 자주 마신다. 설거지를 미룬다. 자신을 싫어한다. 거울을 보지 않는다. 맛이 진한 가공 샐러드드레싱을 선호한다. 남의 이목에 신경을 쓴다. 새로운 도전을 망설이고 포기한다. 자신감이 없다. 청소를 잘 하지 않는다. 다이어트 시기와 체중을 설정한다.	건강검진을 꼭 받는다. 옷과 소지품을 잘 정돈한다. 책상을 깨끗하게 정리한다. 글씨가 예쁘다. 말씨가 예쁘다. 친절하다. 미적이고 아름다운 것을 선호한다. 건강한 음식에 관심이 많다. 의복이 단정하고 깨끗하다. 패션에 관심이 많다. 옷을 소중하게 다룬다. 실패해도 늘 긍정적이다. 채소와 신선한 음식을 선호한다. 자연식을 선호한다. 칼로리가 낮은 음식을 선호한다. 영양이 풍부한 음식을 선호한다. 삶거나 찐 음식을 선호한다. 식사의 목적은 영양과 에너지 공급이다. 자신을 칭찬한다. 정체기가 와도 포기하지 않는다. 꾸준하게 식단과 운동을 지속한다. 배가 고프면 물을 마신다. 배가 고프면 지방이 탄다고 생각한다. 배가 고프면 채소나 과일을 먹는다. 과식한 다음 날은 반드시 소식한다. 전날 채소가 적었으면 채소를 많이 먹는다. 레몬과 소금으로 샐러드드레싱을 대신한다. 칭찬받는 데 익숙하다. 당당하고 자신이 있다.

체중 감량을 위해서는 건강을 포기해도 좋다. 단기적인 다이어트를 한다. 먹고, 자고, 쉬고, 운동 시간이 불규칙하다. 물건을 낭비한다. 음식의 질보다는 양을 중요하게 생각한다. 먹는 것으로 스트레스를 해소한다. TV, 인스타그램, 유튜브를 보다가 늦게 잔다.	체중보다 건강해지는 것이 목적이다. 운동, 취미생활로 스트레스를 푼다. 휴일에도 평일과 같이 기상한다. 식이섬유를 많이 먹는다. 발효음식을 많이 먹는다. 하루에 2ℓ의 물을 마신다. 일찍, 충분히 잔다.

〈부록 1〉 선착순 100명 무료 상담 이벤트

다이어트 질문지

1. 이름(닉네임) :
2. 성별 :
3. 키 :
4. 체중 :
5. 가장 좋아하는 음식 :
6. 자주 먹는 음식 :
7. 가장 좋아하는 간식 :
8. 가장 좋아하는 음료 :
9. 자주 먹는 음료 :
10. 가장 좋아하는 야식 :
11. 가장 싫어하는 음식 :
12. 1끼 식사를 마치는 데 걸리는 시간 :
13. 아침, 점심, 저녁 식사 시간대 :
14. 하루 식사 횟수 :
15. 하루 간식 횟수 :
16. 하루 평균 걸음 수 :
17. 좋아하시는 운동 :
18. 월간 운동 횟수 :
19. 현재 스트레스의 정도 : 상, 중, 하
20. 취미 :
21. 취침 시간 :
22. 기상 시간 :
23. 만성질환 :
24. 건강에서 가장 큰 고민 :
25. 궁금한 것 :

선착순 100분께 다이어트 질문지에 대한 솔루션을 제공해드립니다.
1~25번의 답을 010-3895-0729로 문자나 카카오톡 메시지로 보내주세요.

〈부록 2〉

음식별 소화 시간

음식	소화 시간
물	0분
즙	0분
과일	20분
샐러드	30분
(비정제)탄수화물	3시간
단백질	4시간
탄+단 섞어 먹기	8시간 이상
가공식품	12시간 이상

소화에 쓰이는 시간과 에너지가 적을수록 대사에 쓰이는 시간과 에너지가 증가한다. 대사에 쓰이는 시간과 에너지가 증가하면 몸속의 독서가 더 많이 배출되고 신진대사가 더 원활해져서 암 등의 병의 원인을 제거한다.

결론 : 소화가 쉬운 음식을 먹으면 대사작용이 잘되고 소화가 어려운 음식을 먹으면 신진대사에 쓰이는 에너지와 시간이 부족해 몸에 지방이 쌓이고 병이 자라난다.

〈부록 3〉

인체의 3주기 시간표

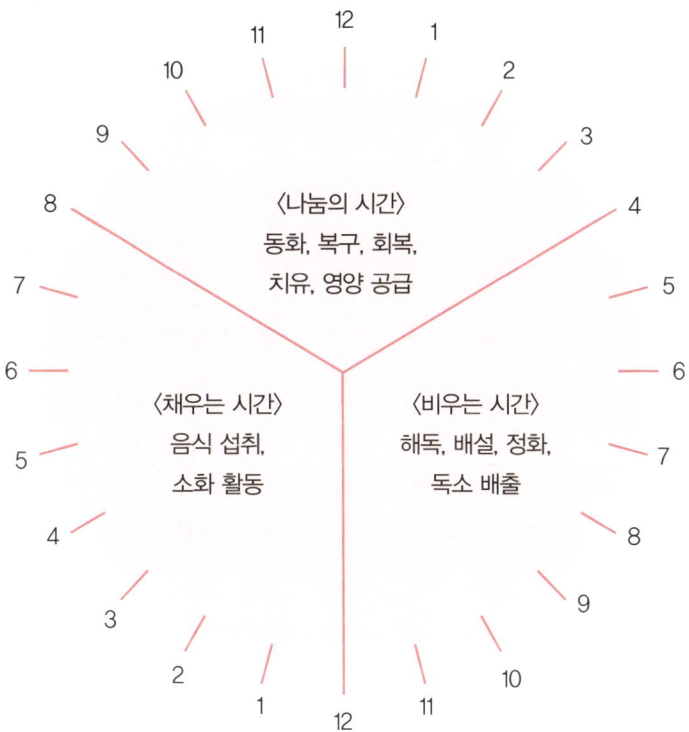

나눔의 시간인 밤 8~12시 - 야식 금지

비움의 시간인 새벽~낮 12시 - 소화가 쉬운 음식만 섭취

10시 취침이면 소화가 4시간 이내인 음식을 먹어야 한다.

〈부록 4〉

추천 하루 시간표

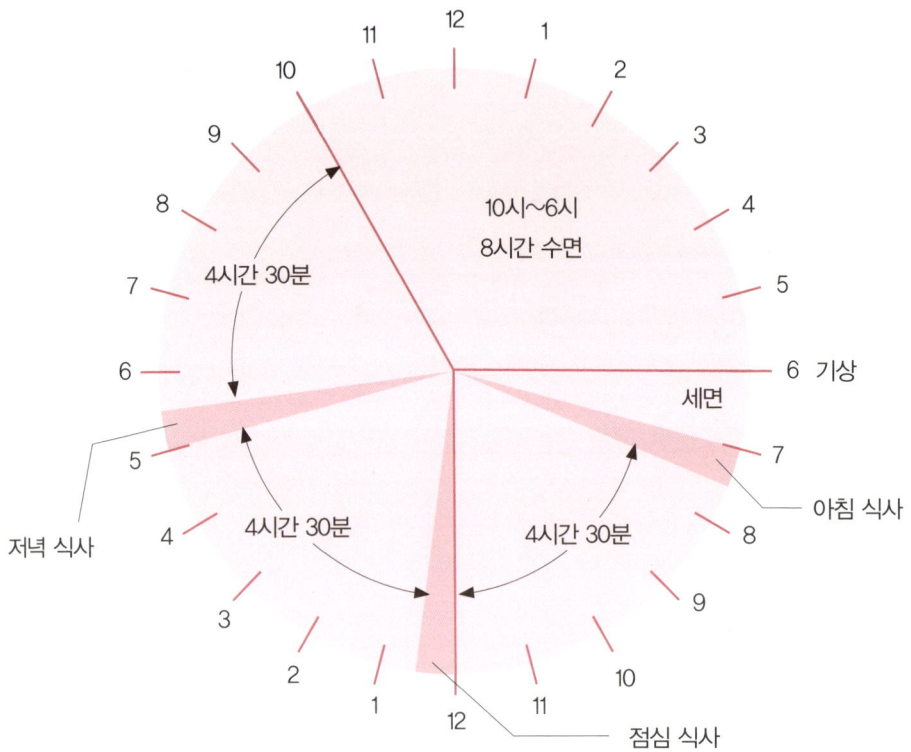

시간	식사	메뉴
7시~7시 30분	아침	물 500㎖+레몬즙 2개+과일+허브차
12시~12시 30분	점심	현미밥+생채소+쌈장+된장국+김치
5시~5시 30분	저녁	콩 샐러드 or 고기와 생채소 or 과일 한 가지

BEFORE – 복부 비만이 특히 심한 상태

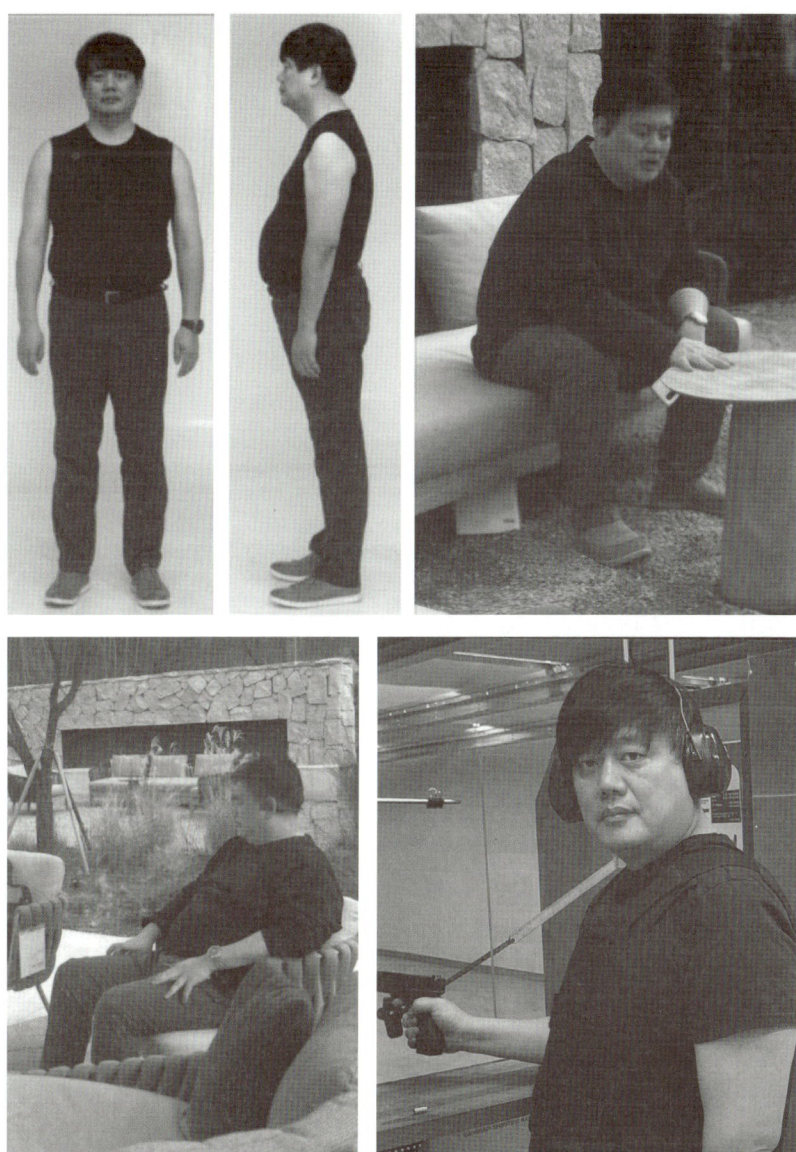

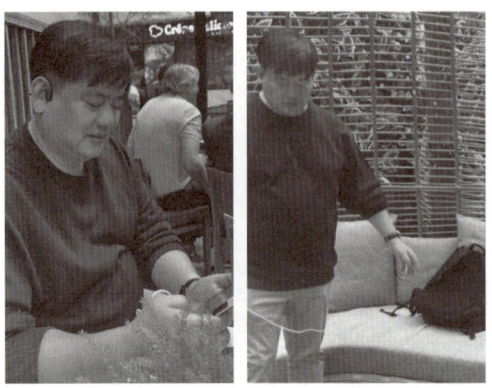

2021년 1월 당뇨 발병 상태
진단명 : 당뇨, 고혈압, 고지혈, 고혈당

2022년 백원기 바이탈 사인
BT=체온, BW=체중, BP=혈압, PR=맥박, FBS=공복혈당, PP2=식후 2시간 혈당

저자 백원기 2022년 상태

최고 체중 110kg
최고 식후혈당 318(정상 140 이하), 당뇨약 복용하지 않음
최고 공복혈당 114(정상 99 이하), 당뇨약 복용 중
최고 혈압 152 / 96(정상 120 이하, 80 이하)

〈혈당 표〉

측정 시간	정상	당뇨 전 단계	당뇨 관리 필요
공복 혈당	99 이하	100~125	126 이상
식후 1시간	180 이하	200 이상	200 이상
식후 2시간	140 이하	140~199	200 이상

AFTER –다이어트 성공 후 사진

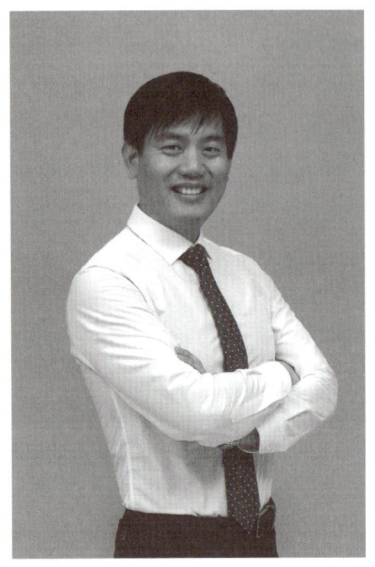
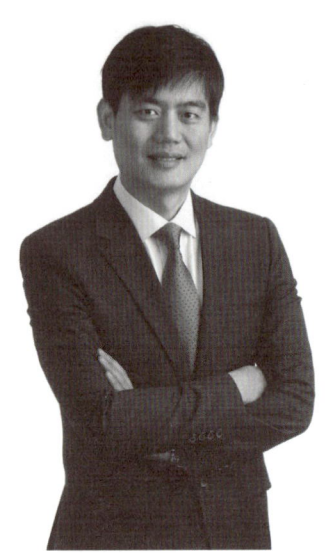

2024년 3월 25일 병원 컴퓨터 화면 촬영

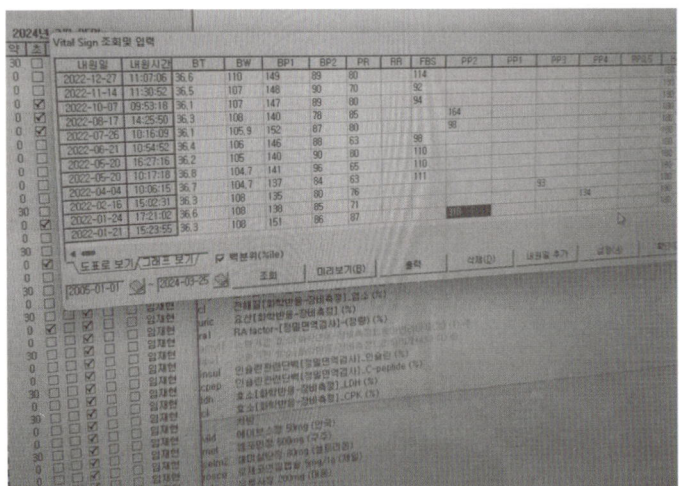

에필로그

'하나님은 인간에게 음식을 보내셨고 악마는 인간에게 요리사를 보냈다'라는 말이 있습니다. 우리는 음식을 더 편하고 쉽고 맛있게 먹다 보니 식품기업의 음식을 많이 먹게 되었습니다. 최고의 음식은 자연 그대로의 음식입니다. 음식을 결정할 때 좀 더 자연에 가까운 음식을 선택하면, 그 음식은 우리의 건강을 회복시켜줄 것입니다. 몸이 건강해지면 저절로 정상 체중에 도달합니다. 이것이 진짜 다이어트입니다.

그런데 체중은 빠지지만, 몸이 병들고 쇠약해지는 다이어트도 있습니다. 몸이 쇠약해지는 것을 다이어트라고 부르기는 어렵습니다. 특히 고기만 먹는 앳킨스 다이어트(Atkins Diet)는 체중은 빠지지만, 포도당 부족으로 케톤증 상태가 되어 혈액을 산성화시키고 그로 인해 암, 심장병, 만성질환을 촉발시킵니다. 이미 해악이 과학적으로 증명되었음에도 아직도 유행이 사라지지 않고 있습니다. 그 뒤에 있는 거대 상업주의 세력 때문입니다. 앳킨스 다이어트는 대표적인 내 몸을 상하게 하는 가짜 다이어트입니다. 이런 다이어트는 안 하느니만 못합니다. 이제 우리는 나를 더 사랑하고 내 몸을 더 사랑해서 내 몸에 좋은 것을 넣어주는 것이 필요합니다.

그런데 우리에게는 사회생활도 중요합니다. 사회생활을 배제한 다이어트는 '지속가능'하지 않기 때문입니다. 나만 건강하기 위해서 매일 도시락을 가지고 모임이나 회식에 참여할 수는 없습니다. 다른 사람과 어울려야 하는 점심시간, 모임, 명절, 회식 때는 일반식을 먹고, 나머지 나 홀로 먹는 식사는 더 건강한 음식을 선택해야 합니다. 그것이 진짜 지혜입니다. 인생의 즐거움 중에서 70%가 먹는 즐거움이라고 합니다. 그 즐거움을 포기하는 것은 인생의 즐거움 중에서 70%를 포기하는 것입니다. 정상 체중이 된 후에는 맛있는 일반식을 하루에 1번 이내나 일주일에 5회 이내로 줄이는 것도 좋은 방법입니다. 일반식을 못 먹는 것이 아니라 횟수를 조금 줄이고 나머지 식사는 훨씬 더 건강하게 먹는 것입니다. 언제든 내가 원하는 일반식을 먹을 수 있으니 욕구불만도 없습니다(단 설탕과 튀김은 반드시 끊어야 합니다).

운동에 대해 정리하면, 헬스클럽이 나쁘진 않지만, 헬스클럽과 저의 목적은 다릅니다. 헬스클럽, 피트니스 센터의 목적은 몸짱이 되는 것입니다. 대회에 나가기 위해서 물도 마시지 않고 몸을 혹사하는 경우도 많습니다. 저의 목적은 근육질의 몸짱이 되는 것이 아닙니다. 굳이 몸짱이 안 되어도 좋습니다. 매일 2시간 이상 운동하기는 어렵기 때문입니다.

제 목표는 그저 불편하지 않게 생활하는 것입니다. 첫 번째는 편하게 옷을 사 입는 것입니다. 필자는 과거에 기성복을 살 수 없어서 옷가게에 가면 늘 검은색의 옷을 골랐고, 디자인에 상관없이 2XL 사이즈의 옷이 있는지를 먼저 물어보았습니다. 그 점이 상당히 불편했습니다.

두 번째는 옷 걱정을 안 하는 것입니다. 겨울이 지나고 봄이 오면 두꺼운 외투를 벗어야 하니 몸매가 드러나는 것이 상당한 부담이었습니다. 옷을 입는 목적이 멋이 아니라 몸을 가리는 것이 됩니다. 정상 체중이 되면 이런 점이 편합니다.

세 번째는 발톱을 깎거나 양말을 신을 때 불편함이 없습니다.

네 번째는 몸이 가벼워져서 에너지가 충만하고 더 활력이 넘치는 것입니다.

우리의 목표가 근육질 몸짱이 되는 것이 아니라 이 네 가지인 경우에는 이 책을 읽고 음식을 바꾸는 것이 최고의 방법입니다.

다음으로는 거대 상업자본주의와 싸우는 법을 알려드리겠습니다. 기업은 매출 증대가 목표입니다. 영업사원은 매출이 인격입니다. 그래서 그들의 광고와 마케팅 쏟아붓는 노력을 악으로만 볼 수는 없습니다. 하지만 우리 개개인이 각성해 더 건강한 음식을 선택하는 소비를 하게 되면 기업은 반드시 더 건강한 음식을 판매할 것입니다. 그래서 개인의 소비는 '세상을 바꾸는 투표'와 같습니다. 채식 식당의 매출이 늘면 채식 식당이 많이 늘고, 생과일주스의 소비가 늘면 설탕 없는 천연 음료를 판매하는 카페가 늘어날 것입니다. 소비자가 건강한 선택을 하면 건강한 음식을 팔려는 기업이 늘게 됩니다. 이제 당신도 가공식품, 패스트푸드, 인스턴트 음식의 소비를 줄이고 더 건강한 음식의 소비를 늘려보시기 바랍니다. 기업은 반드시 더 건강한 음식을 팔 것입니다.

기업이 해로운 음식을 판매한 이유에는 진실을 감추려는 그것도 있지만, 우리가 싼 음식만 찾은 이유도 있습니다. 우리의 잘못도 있다는 이야기입니다.(물론 자연식이 가공식보다 더 비쌀 수는 있지만 수명이나 치료비에 비해서는 말도 안 되게 적은 금액입니다).

최근에 미래학자 최윤식 님의 사명에 관한 책을 읽었습니다. 이 책을 통해서 깨달은 것은 하나님이 나에게 세우신 계획은 건강과 다이어트라는 것입니다. 과거에는 투자와 돈을 추구했던 삶을 살았지만, 이제는 건강한 다이어트와 복음을 전하는 것이 필자의 새로운 사명입니다. 마지막으로 과분한 사랑을 주신 하나님께 이 책을 바칩니다. 진심으로 감사합니다.

이 책을 끝까지 읽으신 당신의 건강이 100세까지 '지속가능'하시길 응원합니다.

이 책을 읽고 궁금한 점이 있으면 아래 방법으로 연락할 수 있습니다.

이메일 : newafter1@hanmail.net

'지속가능 다이어트' 카페 : https://cafe.naver.com/nohu100

'민집사키친' 유튜브 : www.youtube.com/@MinJypsaKitchen

상담 문의 : 010-3895-0729

지속가능 다이어트

제1판 1쇄 2024년 9월 13일

지은이   백원기
펴낸이   한성주
펴낸곳   ㈜두드림미디어
책임편집   최윤경, 배성분
디자인   얼앤똘비악(earl_tolbiac@naver.com)

㈜두드림미디어

등록   2015년 3월 25일(제2022-000009호)
주소   서울시 강서구 공항대로 219, 620호, 621호
전화   02)333-3577
팩스   02)6455-3477
이메일   dodreamedia@naver.com(원고 투고 및 출판 관련 문의)
카페   https://cafe.naver.com/dodreamedia

ISBN   979-11-94223-09-2 (13510)

책 내용에 관한 궁금증은 표지 앞날개에 있는 저자의 이메일이나
저자의 각종 SNS 연락처로 문의해주시길 바랍니다.

책값은 뒤표지에 있습니다.
파본은 구입하신 서점에서 교환해드립니다.